KB140703

브레

뇌로 마음을 보다

人

브레

뇌로 마음을 보다

ㅅ

김동규 지음

일조각

책머리에

나의 직업은 신경외과 의사이다. 지금까지 생애의 대부분을 뇌에 병이 생긴 환자와 함께 지내고 있다. 신경외과 의사로 살아오면서 자부심을 느낀 적도 많았지만 때론 자책감에 빠진 적도 있다. 지식과 경험이 부족해서 환자를 치료하면서 좌충우돌한 기억도, 아쉽게 환자를 저 세상으로 떠나보내야 했던 뼈아픈 기억도 모두 내 삶의 소중한 일부이다. 지금이라면 그렇게 하지 않았을 텐데 하는 환자도, 지금이라면 그렇게까지 못했을 텐데 하는 환자도 있다.

여러 해 전부터 바쁜 일상 가운데 짬짬이 틈을 내어 의사 생활의 추억이나 단상을 글로 옮기기 시작했다. 지난 시간의 정리라는 의미도 있었지만 앞으로를 위해서도 도움이 되는 시간이었다. 그렇게 쓴 글 몇 편을 몇몇 지인들에게 보여주었다. 독자를 생각하고 쓴 글이 아니기 때문이었을까. 다들 재미있다며 솔직함이 가장 큰 미덕이라고들 했다. 개중에는 일반 독자들이 읽으면 의사의 솔직한 속마음을 알 수 있고 후학들이 읽어도 배울 점이 있어 좋겠다며 책으로 내보면 어떻겠냐고 하는 이들이 있었다. 얼마 동안 나름대로 고민을 했다. 결국 혼자 간직하려던 원래 생각을 버리고 책으로 엮어보기로 결심했다.

보잘것없는 글을 남에게 보이기로 마음먹은 자체가 나에게는 커다란 용기가 필요한 일이었다. 나 혼자 읽는다고 생각하고 경험담을 끄적거릴 때는 괜찮았는데 독자들을 생각한 후부터는 문장 하나 쓰는 것도 쉽지가 않았다. 평생 해온 일과 관련된 글들이라 나름의 이야깃거리는 있었지만 구성이나 문장을 다듬는 데 어려움이 많았다. 공연한 욕심을 낸 것이 아닌가 마음이 초조해지기도 했다.

지난 나의 시간을 모두 담을 수는 없겠지만, 학생이나 전공의 시절의 일화부터 최근의 경험담까지 될 수 있으면 전 시절의 경험을 모두 아우르려고 노력했다. 최대한 사실에 입각해서 내용을 구성했고 기억이 희미한 것은 찾을 수 있는 한 기록을 확인했다. 하지만 본의 아니게 이 책으로 인해 다시 한 번 마음의 상처를 받는 사람이 있지 않을까 걱정된다. 환자는 모두 익명으로 처리했고 실명이 나오는 경우는 대부분 동료 의사들로 명예와는 무관한 경우이다. 의사가 환자와 관계된 일을 쓰는 것에 대해서도 염려가 있었지만 전례들이 많이 있어 큰 문제가 된다고 생각하지 않는다.

이 책은 의학 상식을 담은 교양서나 전문적인 의학 교과서에서는 접할 수 없었던 신경외과 의사들의 솔직하고 인간적인 이야기를 담았다는 점에서 의미가 있다고 생각한다. 제1부 'I & Brain—풋내기 의사의 성장기'는 의대생, 전공의, 그리고 신경외과 의사로서의 개인적인 성장기를 담았다. 제2부 'You & Brain—환자가 바로 스승'과 제3부 'We & Brain—약이 된 쓰디쓴 경험'은 각각 환자와 질병에 대한 내용으로 신경외과 의사로서 살아오면서 기억에 남는 환자나 질환에 대한 짧은 일화들로 구성했다. 마지막 제4부 'Together & Brain—우리 시대 의료계의 자화상'은 일선에서 환자를 치료하면서 느낀 의료계의 현안에 대한 문제의식과 미래를 위해 함께 생각해보면 좋을 이야기들을 담았다.

이 책에 등장하는 대부분의 일화들은 건강과 생명에 관한 심각한 소재를 담고 있지만 가급적 편안하고 쉽게 쓰려고 했다. 또한 재미있게 쓸 수 있는 부분은 최대한 유머를 살리려고 노력했다. 요즘처럼 풍요의 시대를 사는 젊은이들은 상상하기조차 어려운 황당한 사연들도 그대로 썼다. 그리고 지금 기록해놓지 않으면 머지않은 미래에 아무도 기억하지 못할 것 같은 신경외과 선배 의사들의 애환이나 낭만에 대해서도 담았다.

개인적으로는 이 원고를 통해 40년 가까이 해온 의사 생활을 제대로 정리해볼 수 있어서 좋았다. 또한 개선되어야 할 의료계의 현안에 대해서 다시 한 번 생각해볼 수 있었다는 것도 큰 수확이었다. 책을 내는 저자들의 한결같은 바람이겠지만 이 책이 많은 독자들에게 읽히기를 바란다. 이 책이 의사에 대한 이해를 도와 의사와 환자의 간격이 좀 더 좁혀질 수 있지 않을까 하는 기대 때문이다. 특히 의사나 환자 모두 서로를 기계적인 관계로만 생각하는 요즘 세태를 생각하면 더욱 그렇다. 시간이 갈수록 사회적 분위기 자체가 의사와 환자는 시장경제의 공급자와 소비자처럼 흐르고 있다. 어쩔 수 없는 측면도 있지만 인간의 생명과 직결된 관계인 만큼 양쪽 모두 그 중심에는 인간이 있음을 잊지 말아야 한다.

의료 현장 도처에서 파열음이 나고 의료 분쟁이 날로 증가하고 있는 요즘, 결국 소통과 이해의 부재가 가장 큰 문제이다. 먼저 서로를 이해하고 소통하려는 마음에서 출발한다면 문제의 해결점이 분명히 보일 것이다. 의사들은 환자 한 명 한 명을 진찰할 때 환자가 상상하는 것 이상으로 더 많은 생각을 한다. 병을 해결하려는 의학적인 사고뿐 아니라 병으로 고통

받는 환자의 괴로움을 가늠해보려고 노력한다. 대부분의 환자들도 의사를 불신의 대상만으로는 생각하지 않는다고 믿는다. 몸과 마음을 믿고 맡기고 또 기대고 싶은 대상으로 생각하는 사람이 대다수이리라.

환자를 대하는 의사의 솔직한 마음을 일반 독자들이 알면 어떻게 생각할까. 믿고 몸을 맡기기 꺼려지지는 않을까. 아니 오히려 인간적인 면 때문에 더 신뢰하게 되지는 않을까. 책이 출간되는 이 순간까지도 스스로 던지는 이런 질문이 마음 한구석에 숙제로 남아 있다.

집사람과 아이들의 격려가 이 원고를 쓰는 데 큰 도움이 되었다. 평소 내가 하는 일에 충고를 아끼지 않는 집사람이 원고에 대해 솔직한 감상을 들려주었고, 아이들에게 억지로(?) 읽게 한 후 재미있냐고 다그쳐 물으면 고개를 끄떡여주었다.

이번에도 원고 검토 작업을 권미혜 의사신문사 전 편집국장이 맡아주었다. 바쁜 중에도 언제나 웃는 낯으로 어려운 일을 흔쾌히 맡아주어 뭐라 감사의 표시를 해야 할지 모르겠다. 끝으로 출판을 승낙해준 일조각 김시연 사장님, 편집에 지도를 아끼지 않은 안경순 편집장님과 편집부 이주연 씨에게도 고마운 마음을 전한다.

2013년 1월

김동규

차례

We&Brain **약이 된 쓰디쓴 경험** / 140

I&Brain

풋내기 의사의 성장기

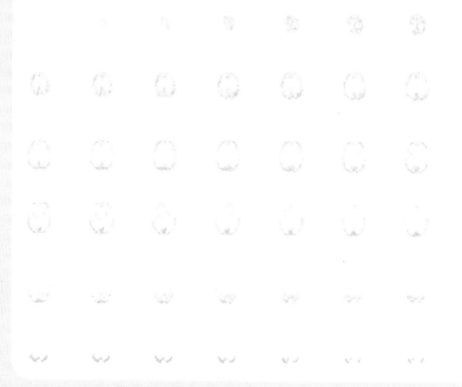

1972년, 의예과에 합격했다. 2년간의 예과교육과 4년간의 본격적인 의학교육을 받고 의사국가고시에 합격해서 1978년 의사가 되었다. 법적으로 환자를 진료할 수 있는 자격이 생겼고, 이후 신경외과 전문의가 되기 위한 과정을 밟기 시작했다.

　우리나라의 전문의 제도는 1년간의 인턴과 4년간의 전공의 수련을 받도록 규정하고 있다. 매년 3월 1일에 시작하는 인턴 과정은 '로테이팅 인턴' 제도라고 해서 한 달씩 돌아가면서 여러 과를 경험하게 되어 있다. 인턴을 마친 후에는 특정 과에서 전공의 수련을 4년 동안 받아야 한다. 각 진료과마다 다소의 차이는 있으나 전공의는 연차마다 업무가 구분되어 있다. 통상 4년차가 되면 전체적인 환자 진료의 책임을 맡고 수술도 교수님을 도와 제1조수로 참여하는데 이때를 수석전공의라고 부른다. 4년간의 수련을 마칠 때 시행하는 전문의고시에 합격하면 정식으로 전문의가 된다. 이 시험은 매년 1월 중순경에 시행되는데 4년차 전공의는 전문의 시험공부를 위해서 9~10월쯤 병원 업무를 끝내는 것이 보통이다. 따라서 3년차 전공의가 가을쯤이면 실제적인 수석전공의로서의 업무를 맡게 된다. 수석전공의가 되면 교수님들도 '치프'라고 부르면서 의사 대접을 해준다. 후배 전공의들에 대한 통솔과 병실 내에서 환자에 대한 총체적인 진료를 관장해야 하므로 책임과 함께 권한도 생기게 된다.

브레인을 만지는 의사를 꿈꾸다

의과대학 1학년 1학기를 마친 여름방학 때였다. 1974년 8월 15일로 기억하는데 특별히 할 일도 없고 해서 텔레비전에서 중계방송하는 광복절 기념식을 보고 있었다. 갑자기 텔레비전에서 몇 발의 총성이 울렸고, 기념사를 낭독하던 박정희 대통령은 연단에 몸을 숨겼다. 식장은 아수라장이 되었다. 잠시의 시간이 흐른 후 식장이 정리되었고, 대통령은 마른침을 삼키며 다시 기념사를 낭독하기 시작했다. 청중은 대통령에게 우레와 같은 박수를 보냈다.

기념식이 끝나고 뉴스를 통해 영부인 육영수 여사가 총상을 입고 서울대학교병원으로 이송된 것이 알려졌다. 뉴스는 영부인이 머리에 심각한 총상을 입었으며 서울대학교병원 신경외과에서 심보성 교수와 최길수 교수의 집도로 수술이 진행 중이라고 보도했다. 영부인은 국민들의 염려와 걱정 속에서 수술을 끝마쳤으나 워낙 상처가 심한 탓에 그날 저녁 무렵 끝내 유명을 달리했다.

현장에서 체포된 범인은 재일교포로 일본에서 훔친 권총을 사용했던 것으로 알려져 일본에 대한 국민감정이 다시 한 번 술렁였다. 이후 영부인의 영결식은 전 국민의 애도 속에 엄숙하게 거행되었다.

이 사건은 국가적으로도 큰 사건이었지만 개인적으로도 중요한 사건이었다. 햇병아리 의학도였던 나의 머릿속에는 이 사건을 계기로 '신경외과', '뇌', '뇌수술', '정맥동출혈'이라는 단어와 '심보성', '최길수'라는 두 교수님의 이름이 자리 잡았다.

본과 4학년이 되어서 신경외과학 강의를 들으며 두 교수님을 강의실에서 만나게 되었다. 훤칠한 키의 심보성 교수님은 한 치의 빈틈도 없는 날카롭고 냉정한 외과 의사의 모습이었고 장발의 최길수 교수님은 최신 의학이론으로 무장한, 한창 뻗어나가는 활기찬 젊은 학자의 모습이었다. 두 교수님의 가르침을 통해 칼을 잡는 외과 의사에 대한 동경이 커졌고, 신경계 연구라는 최첨단 분야가 더욱 매력적으로 느껴졌다. 의사로서의 인생을 '뇌'에 걸어보자는 결심이 섰다.

신경외과 의사로서 일생을 살아보리라 결정하고 나니 마음은 홀가분했지만 치열한 경쟁을 돌파해야 하는 현실적 난관이 앞을 가로막고 있었다. 지금은 힘들다는 이유 때문에 신경외과의 인기가 예전만 못하지만 당시에는 의대 졸업생들에게 인기 만점의 과였다. 신경외과의가 되고자 결심하고 나서 본과 4학년 2학기 내내 신경외과 병동에서 허드렛일을 하며 살다시피 했다. '지성이면 감천'이라고 교수님들이 부족한 나를 인턴 생활이 끝난 후 신경외과에서 일하도록 허락했다.

좋아서 선택한 일이었지만 신경외과 전공의 생활은 고행 길이었다. 밤 낮 없이 환자와 더불어 병원에서 지냈고 계절이 바뀌는 것도 알아챌 수 없었다. 아침은 굶는 일이 보통이었고 점심 역시 뛰어다니다 보면 거르는 일이 다반사였다. 수술을 마치고 병실 일이 대강 끝나면 구내식당이나 병원 근처의 식당에서 저녁을 먹었다. 수석 전공의가 기분이 좋은 날에는 병원 근처 가게의 뒷방에서 맥주를 사주기도 했다. 술자리에서는 교수님에 대한 험담과 우리들의 무용담(?)을 이야기하면서 고된 하루의 스트레스를 풀었다.

어느 날 술자리에서 선배들로부터 육영수 여사 피격 사건 후 병원에서 벌어진 일에 대하여 들을 기회가 있었다.

영부인은 피격 후 서울대학교병원 응급실로 옮겨졌다. 압박 붕대를 머리에 감고 병원에 도착한 영부인을 연락을 받고 대기하던 당직의들이 맞았다. 병원의 간부진도 속속 도착했다. 의료진들은 상처 부위를 점검하기 위해 압박 붕대를 풀어보려고 했으나 출혈이 심해서 도로 압박 붕대를 감았다. 의료진들은 기도와 정맥을 확보하고 응급뇌수술을 할 수밖에 없다는 결론을 내렸다. 당시 집도의 중 한 명이었던 최길수 교수님은 집에서 텔레비전 중계방송을 보다가 사건이 발생하는 것을 보고 반사적으로 택시를 잡아타고 병원으로 왔다고 한다. 뒤이어 당시 신경외과 과장이었던 심보성 교수님도 병원으로 오기 위해 집을 나왔는데 병원 근처의 교통 통제로 병원으로 들어오는 데 애를 먹었다고 한다.

이윽고 육영수 여사의 수술이 시작되었다. 수술에는 두 교수님과 수석 전공의가 참여했고 1년차 전공의는 필요한 혈액을 나르는 등의 일을 했다. 수술장 밖은 경호원들이 삼엄한 경계로 지키고 있었다. 육영수 여사는 총알이 머리의 중앙부를 뚫고 지나가는 바람에 상시상정맥동이 큰 손상을 입었다. 당대 신경외과 분야의 최고 실력으로 꼽히는 두 교수님의 노력으로 수술 자체는 성공적으로 마쳤으나 워낙 손상이 심했다. 수술을 끝내고 심 교수님은 대통령에게 경과를 보고했고 대통령은 수고했다는 말로 답했다. 대통령은 수술 중에 병원에 도착해서 병원시설을 둘러보고 낡은 시설의 보수를 지시했다. 큰 사건 중에도 국정을 책임지는 최고 통치자의 모습이었다.

전공의 1년차의 정신없는 시절이었지만 그날 선배들의 이야기는 생생하게 와 닿았다. 돌이켜보면 1974년의 그 사건은 나를 신경외과의 길로 인도한 결정적 계기가 되었기 때문이다. 누구의 인생에나 결정적 기억이 있기 마련이다. 내게는 신경외과란 이름을 각인시킨 그 기억이 바로 그러하다.

* 이 글의 일부는 『임상의학과 나의 삶』(권이혁 지음, 신광출판사, 2010년)에 게재된 내용이다.

인생에 후회되는 일 한 가지

1972년, 고대해 마지않던 대학 생활이 시작되었다. 의과대학에 입학하려면 2년간의 의예과를 수료해야 한다. 지금은 의과대학에 들어가기 위한 다양한 제도가 있지만 당시는 의예과에 입학해서 2년간의 과정을 마친 후 의과대학에 진학하는 것이 유일한 방법이었다. 이는 의사가 되고자 하는 학생에게 의과대학에서 특별하게 요구하고 있는 교육과정이기도 하다.

의예과 1년생의 생활은 대학입시에 찌들었던 고등학교 3학년 시절과는 비교할 수 없는 천국이었다. 입학한 지 얼마 되지 않아 신입생 환영회가 열렸고, 선배들은 이구동성으로 예과 때 놀지 않으면 평생 후회한다는 협박 아닌 협박을 했다. 술도 마시고 담배도 배웠다. 선배들은 교가는 몰라도 되지만 '예과 노래'는 꼭 알아야 한다며 '노세 노세 예과 때 놀아, 본과 가면 못 노나니……'라는 노래를 따라 부르게 했다. 예과란 의예과고 본과는 의과대학을 뜻한다. '예과 노래'는 해방감과 성취감에 한껏 들뜬 스무 살도 안 된 어린 학생의 가슴에 그대로 녹아드는 유혹의 가사였다. 수업은 뒷전이었고 친구들과 어울려 여대생과 미팅도 하고 이기지 못하는 소주도 마셔댔다. 낙제를 겨우 면한 형편없는 성적표를 손에 쥐고도 학교 공부보다 더 중요한 것을 배우는 것이 예과 생활이라며 친구들과 괜스레 명동이나 무교동 거리를 왔다 갔다 했다.

의사는 병이 아닌 사람을 치료한다. 따라서 의사에게는 '전인교육'이 필수적이다. 전공공부로 바빠지는 의대 생활 직전, 2년의 의예과 과정을 두는 것은 바로 그 전인교육을 위해서이다. 당시에도 이런 의예과 과정의 '의의'는 배워서 알고 있었고 전적으로 공감했다. 문제는 엉뚱한 방향으로 그 의의를 실천했다는 것이다. 독서와 수준 높은 강의를 통해서 부족한 인문학적 소양을 쌓고 의사로서 또는 의학자로서 보다 세계를 넓힐 수 있도록 다른 분야의 학문을 공부하기보다는 친구들과 어울려 거리를 쏘다니며 노는 것을 전인교육으로 오해했다.

지금 생각해도 당시 예과생을 가르쳤던 교수님들은 각 분야의 쟁쟁한 전문가들이었다. 그런 훌륭한 분들의 값진 지식을 전수할 생각은 하지 않고 나와 주위의 친구들은 2년이라는 짧지 않은 시간을 허송했다. 대학이 공부하는 곳이라는 너무도 당연한 사실을 망각했던 시기였다.

최근까지의 의예과 문화도 과거와 별반 다르지 않았다. 하지만 이를 안타깝게 생각했던 사람이 적지 않았던 모양이다. 많은 분들의 노력으로 2012년부터 의예과가 자연과학대학에서 의과대학으로 소속이 바뀌었다. 단지 소속의 변화가 중요한 것이 아니라 이를 통해 그간의 의예과 운영의 문제점을 인식하고 개선점을 찾을 수 있는 계기가 되었다는 데에 그 의의가 있다. 과거 예과가 문리과대학이나 자연과학대학 소속일 때는 소속감이 없었다. 의과대학에서는 소속대학에서 잘해주기를 바랐고 문리과대학이나 자연과학대학에서는 어차피 떠나갈 사람들이라는 생각에서 소홀했다.

예과 노래처럼 과연 본과는 고등학교 3학년 때보다 더 가혹한 시련의 기간이었다. 그 후 계속된 전공의 시절을 포함한 의사 생활 또한 녹록하지 않았다. 정말 쉴 수 있는 시간이라고는 전혀 낼 수 없는 빡빡한 과정이었기에 의예과에서의 2년이 더욱 절실하게 떠올랐다. 하지만 예과 노래에서처럼 '노세 노세'의 시절이 그리워서는 아니었다. 후회 때문이었다.

국제학회에 참석하면서 내가 알고 있는 지식을 영어로 자유자재로 표현할 수 있다면 얼마나 좋을까 하는 생각이 든 적이 한두 번이 아니었다. 또한 영어 논문을 한국어 논문처럼 쓸 수 있다면 훨씬 많은 학문적 성취가 가능하리라는 생각도 자주 했다. 의사 생활을 하면서 배우거나 느낀 부분을 글로 혹은 그림이나 음악으로 표현할 수 있다면 정말 풍요로운 삶이 되겠구나 하는 생각도 여러 번이었다. 또한 독서를 통해서 인격을 함양했더라면 환자를 치료하는 데 있어서도 보다 편안함을 줄 수 있지 않았을까 하는 아쉬움도 자주 들었다.

사회는 점점 더 삭막해지고 사람 사이의 관계도 정이 흐르던 예전과는 많이 달라졌다. '전인교육'이 비단 의사가 되고자 하는 사람뿐만 아니라 전 국민에게 필요한 때이다. 후회해도 소용없고 과거로 돌아가는 것이 가능할 리도 없지만 다시 한 번 예과 생활이 주어진다면 그때는 정말 다르게 보낼 수 있을 것만 같다. 하지만 2012년부터는 의예과의 운영이 대폭 개선되었다니 그나마 다행이라고 여겨진다. 참다운 전인교육을 받은 후배들이 배출되기를 기대한다.

* 이 글의 일부는 『내 인생 후회되는 한 가지』(김정운 외 지음, 위즈덤경향, 2012년)에 게재된 내용이다.

쥐 접대 이론

1970년대 후반에는 의사 중에서 가장 막내둥이인 인턴을 삼신이라고들 불렀다. 일할 때는 등신, 먹는 데는 걸신, 잠자는 데는 귀신이라 해서 붙여진 별명이다. 처음 인턴 제도가 생겼을 때는 병원 내에서 자고 먹고 하면서 일을 배운다 하여 인턴이라고 했지만 내가 인턴 생활을 했던 1978년부터는 인턴 숙소가 없어지고 일이 끝나면 퇴근할 수 있어 우리끼리 '익스턴'이라고 부르기도 했다. 하지만 말이 그렇다는 것이지 일이 많아 실제 퇴근할 수 있는 날은 많지 않았다. 일과 중에는 정신없이 뛰어다니다가 밤이 늦어서야 당직실로 들어가 잠깐 피곤한 몸을 누이는 정도만 가능할 뿐이었다.

내가 인턴으로 근무했던 시기는 현재의 서울대학교병원 본관을 짓느라 기존의 병동으로 쓰였던 대한의원 건물의 뒤쪽에 있던 병동들을 허물고 있던 때였다. 따라서 쓸 수 있는 병동이 얼마 없었고, 남아 있는 건물도 곧 허물 계획이었기 때문에 전혀 보수를 하지 않아서 열악하기 그지없었다. 당직실 또한 사람이 자는 곳이라고 하기는 부족함이 많았지만 잠이 워낙 부족한 인턴들에게는 그래도 낙원 같은 곳이었다. 지금은 허물어 없어진 병동에서 마지막으로 인턴 생활을 한 우리 학번들에게는 잊지 못할 추억의 장소이기도 하다.

더위가 웬만큼 물러간 1978년의 초가을, 마취과(현 마취통증의학과)에서의 인턴 생활에 들어갔다. 그때는 어느 정도 인턴 생활에 익숙해진 때여서 큰 스트레스 없이 업무를 수행할 수 있었다. 일과가 시작되기 전 아침 일찍 일어나 마취에 필요한 기구와 약물을 챙기고 교수님과 전공의가 환자에게 마취를 시작하는 것을 도우며 정규 일과를 시작했다. 마취과에서 인턴의 정규 일과는 규칙적으로 흘러가는 편이었다.

수술이 시작되고 어느 정도 환자가 안정되면 인턴이 시커먼 고무 백 bag을 잡고 환자를 숨 쉬게 하면서 일정 시간마다 혈압이며 맥박 등을 마취기록지에 기입했다. 물론 이렇게 인턴이 백을 잡는 것은 수술 중 급박한 상황이 발생하지 않는 비교적 간단한 수술에 한했다. 대체로 오전 11시쯤 되면 전공의가 와서 그만 됐다고 말했다.

그러면 인턴은 수술실을 나와 메모지와 볼펜을 들고 A번 수술실부터 수술실 순회를 시작했다. "선생님, 무엇으로 할까요?"라고 물으면 백을 잡고 있던 전공의는 "음, 오늘은 뭘 먹지? 짬뽕 곱빼기로 하지"라고 답했다. 인턴은 이를 재빨리 메모지에 옮기고 여러 수술실을 순회하면서 점심식사 주문을 받았다. 그러고 나서 근처 식당에 전화를 했다. 대개 중국집이거나 분식점이었고, 메뉴도 지금같이 다양하지 못했다. 음식이 도착하면 당직실 탁자에 올려놓고 배달원이 내민 계산서에 서명을 해주었다. 그렇게 모인 계산서는 월말에 수석 전공의가 일괄로 결재했다. 도착한 음식이 어느 수술방의 어느 전공의가 시킨 것인가를 확인하고, 당직실에 점심이 준비되었음을 알렸다. 이런 순서로 모든 전공의들이 점심식사를 마치고 나면 인턴들도 늦은 점심을 먹었다.

정규 수술은 대여섯 시면 마무리됐다. 연차가 높은 전공의들은 퇴근하고 1년차 전공의와 인턴은 응급수술을 담당했다. 정신없이 왔다 갔다 하다 보면 자정이 가까워서야 일이 끝났다. 물론 응급수술이 몰려오면 밤을 완전히 새야 하는 경우도 있었다. 피곤한 몸을 이끌고 당직실로 들어가면 전공의는 이미 침대 위에 몸을 누이고 있었다. 자고 있는 전공의의 수면을 방해하지 않기 위해 조심조심하면서 잠을 잘 준비를 했다.

"야, 준비 잘 해놓고 자."

옆으로 돌아누우면서 전공의가 한마디 했다. "예, 알겠습니다"라고 대답하고 시켜먹은 음식 그릇 속의 남아 있던 음식 찌꺼기들을 한곳으로 모았다. 벽 쪽으로는 이층 침대가 자리하고 있고, 방 가운데에는 낡아빠진 키 낮은 탁자가 있었다. 당직실은 곧 없어질 건물이고 시설도 엉망이어서 쥐들이 많았다. 전공의들의 논리에 따르면 음식이 이곳저곳 놓여 있으면 쥐들이 음식을 먹으려고 왔다 갔다 해서 시끄러우니 조용히 먹고 갈 수 있도록 한군데에 모아놓아야 한다는 것이었다. 진짜인지 아닌지는 모르겠으나 확실한 근거는 없는 듯 했다. 어쨌거나 인턴은 신 같은 전공의의 말씀에 의심을 품으면(?) 안 되기 때문에 믿을 수밖에 없었다.

사다리를 타고 올라가서 이층 침대에 몸을 뉘었다. 피곤해서 이내 골아 떨어졌는데 얼마나 지났을까. 비몽사몽 중에 배 위에 묵직한 무엇인가가 느껴졌다. 뭉클뭉클한 어떤 것이 배 위에 있는 느낌이었다. 잠이 깨면서 '혹시 쥐?' 하는 생각이 들었다. 화들짝 놀라 몸을 일으키니 살찐 쥐가 황급히 도망을 갔다. 너무 놀라서 더 이상 잠이 오지 않았다. 졸리고 피곤한 중에도 자기 전에 음식상을 차려주었는데 쥐들에게 배신당한 느낌이었다. '쥐 접대 이론'을 인턴들에게 설파하던 전공의는 코를 골면서 잘도 자고 있었다.

현재의 서울대학교병원 건물로 이사 온 것이 1979년이니 이 건물도 30년이 넘었다. 쥐들이 노닐던 옛 당직실에서 처음 이곳으로 이사 왔을 때 호텔 같다고 느꼈던 것도 이젠 옛일이다. 건물 자체도 구식이 되었고 내부도 많이 낡았다. 2005년에 신경외과 과장이 되었을 때 인턴, 전공의 시절이 생각나 당직실을 대대적으로 보수했다. 지나고 나니 추억이 된 일들이지만 작업 환경의 쾌적함은 일의 능률과도 직결되는 문제이니 보다 신경을 써야 할 부분이라는 생각이 든다.

동물 납품업자 전 박사

　1년 동안의 인턴 생활이 끝나는 달에는 각자 앞으로 전공하게 될 과로 가서 근무하는 것이 일종의 불문율이다. 나 또한 인턴 생활의 마지막 달인 1979년 2월에는 신경외과에서 일했다. 당시 서울대학교병원은 신축 건물로 이사하기 위한 준비가 한창인 때였다. 이사 때문에 이전 병원 건물의 사용이 부분적으로 제한되어 있었고, 한시적으로 응급실도 폐쇄된 상태였다. 덕분에 나의 신경외과 전공의 생활은 그리 힘든 시작은 아니었다.

　신경외과에서 근무를 시작한 지 얼마 되지 않았을 때였다. 복도가 소란스러워 나가보니 '전 박사'라는 별명의 환자가 병동을 돌아다니며 소리를 지르고 행패를 부리고 있었다. 전 박사는 1958년 서울대학교 병원에 입원한 이래 20년이 넘도록 이곳에서 생활했던 장기 입원 환자였다.

　1958년 어느 날, 신경외과 과장인 심보성 교수님은 응급실에 실려온 21세의 남성 환자를 진찰하게 되었다. 환자는 계속되는 간질 발작으로 급히 병원으로 이송되었는데 진단 결과 뇌폐흡충증으로 밝혀졌다. 우리나라는 당시 경제적으로 몹시 어려웠던 시기여서 위생 환경이 좋지 않았다. 특히 기생충 질환이 심했는데 민물 가재나 게를 날로 먹어서 생기는 폐흡충증도 아주 흔한 질병이었다. 원래 폐흡충증은 폐에 병변을 일으키는 질환인데 이상하게도 폐흡충이 뇌로 이동하여 기생하기도 한다.

이송되어온 전 모 씨도 바로 이에 해당하는 환자로 폐흡충이 폐뿐 아니라 뇌까지 침범해 약으로 조절되지 않는 간질 발작을 일으키게 된 것이었다. 교수님은 뇌수술을 통해서 뇌의 병변을 제거하기로 하고 수술을 시작했다. 그러나 막상 수술에 들어가 보니 우측 뇌 전체가 폐흡충에 의해서 파괴되어 있었다. 생각보다 상황이 심각했으나 교수님은 재빠르게 결단을 내려 우측 뇌 전체를 절제하는 반쪽 뇌절제술을 시행했다. 당시로서는 쉽게 생각할 수 없는, 또 쉽게 시행할 수 없는 고난도의 수술이었다. 결국 수술은 성공적으로 끝났고 환자 또한 좌측에 약간의 운동 장애가 남기는 했으나 거의 정상적으로 회복되었다. 이러한 수술은 한국에서는 물론 첫 번째 증례였으며 전 세계적으로도 폐흡충증 때문에 반쪽뇌절제술을 시행한 경우는 처음이었다.

환자는 병은 완쾌되었으나 고아였던지라 마땅히 돌아갈 곳이 없었다. 이에 교수님은 병실에 침대 한 개를 할애하여 장기 입원 형식으로 그를 계속 머물게 했는데 이것이 내가 신경외과에서 전공의를 시작했던 1979년 초까지 20년 넘게 이어지고 있었다. 그는 병원에서 잔심부름 등을 하면서 지냈고 머리가 좋아서 신경외과 내에서 일어나는 일을 모르는 것이 없어 사람들이 '전 박사'라는 별명으로 불렀다. 작은 키에 까무잡잡한 얼굴의 전 박사는 왼쪽 팔다리 마비로 절룩거리며 걸었지만 밝은 표정에 초롱초롱한 눈빛으로 많은 사람의 관심과 사랑을 받으며 지냈다.

전 박사는 그렇게 오랜 세월 병원에서 숙식을 해결하며 살고 있었는데 새롭게 건물을 지어 병원이 이전하면서 문제가 발생했다. 지금까지 전 박사의 무전취식을 모른 척했던 병원이었지만 모든 것이 새롭게 바뀌면서 더 이상의 무전취식이 불가능해졌다. 이 사실을 알게 된 전 박사가 병원 복도에서 화를 내고 있었던 것이었다.

어쨌든 전 박사의 입장에서는 갑자기 집에서 쫓겨나는 형편이 되었으니 흥분할 만도 했다. 처음에는 그의 난동에 짜증이 났지만 알고 보니 이해가 되는 면도 있었다. 결국 과원들이 돈을 추렴하여 전 박사에게 병원 근처에 작은 방을 마련해주기로 했다. 이 타협안에 전 박사도 동의하여 드디어 3월 초에 전 박사의 20여 년 만의 퇴원이 이루어졌다. 때 늦은 눈발이 날리던 날, 전공의들이 전 박사의 이삿짐을 날라주었다. 독실한 가톨릭 신자였던 전박사의 이삿짐에 섞여 있던 꽤 큰 성모마리아상이 지금도 기억난다.

동숭동 언덕 위 달동네로 이사한 전 박사는 볼일도 없으면서 괜스레 병원을 드나들며 지냈다. 전 박사가 동숭동에 사는 동안 매달 약간의 생활비를 과원들이 마련해주었다. 그는 특별히 하는 일 없이 지내고 있었기 때문에 1년에 한 번 있는 신경외과 야유회에 따라가는 것이 유일한 낙이었다. 당시는 매년 봄에 남이섬으로 과 야유회를 갔는데 야유회에 가면 맛있는 불고기까지 마음껏 먹을 수 있으니 정말 좋아했다. 그렇게 한 3~4년쯤 지났을까. 문제가 발생했다. 전 박사가 세 들어 사는 곳의 옆방 사람들이 장애가 있는 전 박사를 싫어해 집주인도 더 이상 전세 계약을 해주지 않겠다는 것이었다.

우리도 지쳐가고 있었다. 병원 일로 눈코 뜰 새 없이 바쁜데 그런 과외

일까지 하려니 짜증이 날 수밖에 없었고, 경제적 부담 또한 만만치 않았다. 하는 수 없이 전 박사의 전세방을 경기도 이천 근처로 옮겼다. 전 박사의 불만을 달랠 목적으로 시골에서 고양이를 키워 실험용으로 우리 과로 납품하도록 했다. 그 후로 전 박사는 한 달에 한 번 꼴로 상자에 고양이를 넣어서 병원을 왕래했다. 고양이를 납품하러 온 그를 과사무실에서 우연히 만난 적이 있었다. 세월이 흘러 그도 쉰이 넘은 나이가 되어 있었다. 그는 버스 기사들이 동물은 태워주지 않아 고양이를 데리고 버스 타기가 힘들다고 했다.

하루는 후배 교수가 이제 더는 전 박사에게 고양이 납품을 시키지 말자고 했다. 왜냐고 물었더니 고양이의 질이 너무 나쁘다는 것이었다. 질 좋은 고양이를 키우는 것이 아니고 아마도 동네 도둑고양이를 잡아오는 것 같다고 했다. 나도 여러 가지가 못마땅하던 터에 이런 이야기까지 나오니 그렇게 하자고 동의했다.

더 이상 동물 납품 일을 하지 못하게 된 전 박사는 그러면 생활비를 달라고 호소했다. 안된 마음에 과 운영비에서 일부를 생활비로 보태주기로 했다. 이후 전 박사는 한 달에 한 번씩 나들이 겸 병원에 와서 생활비를 타갔다. 생활비를 타러 왔을 때 가끔 과사무실에서 만나면 항상 밝은 낯으로 인사를 하곤 했다. 근처 수녀원을 다니며 수녀님들의 도움을 받는다고 들었다.

자그마한 체구 때문에 평생 늙지 않을 것 같던 전 박사도 흰머리가 늘고 주름이 많아졌다. 기력도 점점 쇠하는 것이 눈에 보였다. 언제부터인가 생활비를 타러 오지도 않았다. 의아해서 비서에게 물으니 전 박사가 은행계좌로 돈을 넣어달라고 했단다. 이제 서울 나들이도 벅차게 된 모양이었다.

2008년 8월 어느 날 아침, 비서가 전 박사 소식을 전해주었다. 어제 수녀원에서 연락이 왔는데 전 박사가 하느님의 부름을 받았다는 것이었다. 잠시 일을 멈추고 의자에 등을 기대고 눈을 감았다. 30년 전쯤 남이섬에서 소리 지르며 웃으면서 좋다고 풀밭을 뛰어다니던 전 박사의 모습이 생각났다. 71세의 나이로 죽음을 맞이했으니 짧지 않은 세월이었는데 본인은 자신의 삶을 어떻게 생각하며 눈을 감았을까. 전 박사의 사망 소식을 서울대학교병원 신경외과 동문들에게 알렸다. 이제 후배나 제자들은 잘 모르는 사람이지만 내게는 전 박사가 우리 동문회의 명예회원쯤으로 생각되어서였다. 마음 한구석에 왠지 모를 허전함이 남는 것도 그래서인가 싶었다.

어느 13일의 금요일 밤

동양이나 서양이나 관습적으로 행운 또는 불운과 관련 있다고 생각되는 숫자들이 있기 마련이다. 7을 행운의 숫자로 여긴다거나 4를 죽음과 연결 지어 생각한다거나 하는 것이 대표적이다. 13은 특히 서양인들이 싫어하는 숫자이다. 7은 보통 서양에서 행운으로 여겨지는 숫자인데 그 이유는 구약성서에 7에 대한 기록이 많기 때문이다. 하느님은 6일에 걸쳐 천지를 창조한 후 7일째가 되는 날 휴식했고, 천지창조를 기념하는 안식일도 7일이다. 우리나라 사람들은 9를 좋아하는데 영원하라는 뜻의 '오랠 구久'와 발음이 같기 때문이다. 반면에 4는 우리나라, 일본, 중국 등 동양권에서 싫어하는 숫자이다. 죽을 사死와 발음이 같기 때문이다. 13이 불길한 숫자가 된 이유에 대해서는 여러 가지 설이 전해지는데 예수님이 잡혀가기 직전 제자들과 가졌던 최후의 만찬에 모인 이들의 숫자가 모두 13명이었기 때문이라는 설이 가장 유력하다. 또한 예수님이 돌아가신 날이 금요일이어서 13일의 금요일은 서양인들에게 불길함의 대명사처럼 여겨진다.

그런데 우리나라에서도 꽤 오래전부터 '13일의 금요일'은 기피의 대상이다. 불길하다는 미신적 이유라기보다는 남들이 좋지 않다고 하니까 꺼려지기 때문인 듯하다.

신경외과 전공의 1년차 때인 1979년 4월 13일 금요일이었다. 4월에다 13일의 금요일이었다. 좋지 않다는 3가지가 겹친 날이었다. 마침 봄비까지 구슬프게 내리고 있었다. 공교롭게도 나는 밤새 병실과 응급실의 환자를 돌봐야 하는 당직이었다. 의사 생활을 막 시작한 인턴 한 명이 나를 보좌하고 있었다. 지금은 서울대학교병원에 중환자실이 따로 있어 상태가 좋지 않은 환자들을 따로 관리하지만 당시는 중환자실이 없어 모두 일반 병동에 입원해 있었다.

자전거를 타다가 다쳐서 5일 전에 수술했던 중학생이 초저녁부터 상태가 급속히 나빠졌다. 중환자는 여러 가지 기계를 이용해서 상태를 모니터링해야 한다. 하지만 당시는 그런 기계들이 없어 순전히 신경학적 진찰만으로 상태를 파악해야 했다. 당연히 상태가 많이 악화되어 증상으로 드러나야 의사가 알아차릴 수 있으니 그만큼 치료하기가 어려울 수밖에 없었다.

중환자의 상태를 진단하는 가장 중요한 증후는 동공의 크기와 빛에 대한 반사기능이다. 동공에 불빛을 비춰서 크기가 작아지지 않으면 뇌압이 많이 상승되어 아주 위험하다는 뜻이다. 이렇게 동공이 확장되면 '15% 만니톨'이라는 뇌압 하강제를 사용한다. 정맥으로 만니톨을 주입하고 나면 뇌에서 수분이 급속히 빠지면서 일시적으로 뇌압이 떨어진다. 하지만 효과는 일시적이다.

중학생의 동공이 확장되었다는 간호사의 보고에 만니톨을 투여했다. 동공은 정상으로 회복되었으나 계속해서 의식은 없었고 숨소리 또한 거칠었다. 침대 곁에서 인턴과 함께 기관지절개술을 급히 시행했다. 가래도 뽑고 숨을 원활하게 쉬게 해서 뇌압을 떨어뜨리기 위해서였다. 그 후에도 몇 번이나 동공 반사가 없어져서 만니톨을 투여했다. 수석 전공의에게 보고하니 그렇게 계속 치료해보라고 했다. 모든 노력을 다했으나 환자는 결국 사망했다. 부모에게 설명하고 사체를 영안실로 보내고 나니 12시가 넘어 있었다. 그다음 날 부모가 사망진단서를 떼러 온다기에 미리 진단서를 쓰느라 잠시 의자에 엉덩이를 붙였다.

잠시 후 간호사가 60세 여성 환자의 상태가 좋지 않다고 보고했다. 약 20일 전 심한 뇌좌상과 뇌출혈로 수술을 받은 환자였다. 수술 후 의식을 회복하지 못하고 있었는데 뛰어가 보니 역시 동공이 최대로 확장되어 있었다. 만니톨을 투여하고 가급적 호흡을 편안하게 해주기 위해 노력했다. 다시 수석 전공의에게 전화로 보고했다. 전공의는 상태가 워낙 좋지 않았던 환자이니 더는 해줄 수 있는 치료가 없다고 했다. 그 후 약 3시간 동안 이리 뛰고 저리 뛰면서 환자의 상태를 끌어올리기 위해 혼신의 힘을 기울였으나 이 환자도 사망했다.

침울하기도 하고 피곤하기도 했다. 내 몰골이 안되었던지 간호사가 카페인 음료를 한 병 건넸다. 그러고는 미안한 표정을 지으며 고혈압성 뇌출혈로 3월 말에 수술받은 47세 남성 환자의 상태가 좋지 않다고 이야기했다. 앞의 환자들과 마찬가지로 동공이 열리고 자극에 전혀 반응이 없었다. 또 다시 심기일전하여 환자를 살리기 위한 전쟁을 치렀다. 날이 서서히 밝아오고 있었다. 최선을 다했지만 환자는 결국 사망했다. 뒷정리를 하고 나니 다시 정규 일과를 시작할 시간이었다. 만니톨을 무기삼아 밤새 홀로 전쟁을 치른 기분이었다. 만니톨 결정체가 가운에 말라붙어 버석버석했다.

전공의 1년차 시절에 경험한 13일의 금요일 밤은 그 후로 오래 기억에 남았다. 세상일이 어떻게 날짜나 요일에 따라서 달라지겠냐마는 막 전공의가 되었던 1년차 시절, 그날 밤의 막막하고 안타까웠던 기억이 지금도 생생하다.

* 이 글의 일부는 『임상의학과 나의 삶』(권이혁 지음, 신광출판사, 2010년)에 게재된 내용이다.

신경외과 의사의 팔자

당연한 말이지만 의사들에게도 기피과와 선호과가 있다. 의과대학을 졸업하고 나서 인턴을 지원할 때나 인턴 과정 후 원하는 전공과에서 전공의를 하기 위해서 재수나 삼수를 하기도 한다. 반면 전공의 정원을 채우지 못해서 애를 태우는 과들도 있다. 전공의가 이러한 과들에 지원하지 않는 가장 큰 이유는 해당 과의 전공의 생활이 몹시 힘들고 전문의를 취득하고 나서도 경제적인 전망이 밝지 않기 때문이다. 국가에서는 이들을 회유할 목적으로 보조금을 지급해서 기피과 전공의의 급료를 올려주고 있지만 효과는 전혀 없다.

의료계에서는 머지않은 미래에 기피과의 전문의가 부족하게 되어 외국에서 의사를 수입하는 날이 올지도 모른다고 걱정이 태산이다. 어떻게든 꼭 풀어야 할 숙제인데 현재까지는 의료계와 정부에서 뾰족한 대책을 내놓지 못하고 있다.

신경외과는 전공의 때는 물론이고 전문의가 된 후에도 힘들기로 따지면 둘째가라면 서러울 과이다. 그렇지만 아직까지는 그럭저럭 전공의 정원을 채우고 있다. 정확한 이유는 잘 모르겠지만 일부 마니아들이 있기 때문이라는 이야기도 있고 전문의가 되고 나면 아직까지는 경제적 보상이 그나마 조금 괜찮기 때문이라는 이야기도 있다.

나 또한 힘든 전공의 생활을 경험했고 그동안 많은 전공의들을 교육해 왔지만 스스로 생각하기에도 신경외과 의사 생활은 참 힘들다. 대부분의 환자가 촌각을 다투는 응급 환자인 데다가 조금만 주의를 게을리 해도 환자는 생명을 잃거나 큰 장애를 얻게 된다. 근무 환경이 이렇다 보니 신경이 날카로워질 수밖에 없고 강박증 비슷한 것도 경험한다. 전공의들의 사소한 실수에도 호통부터 나오는 것은 이런 이유 때문이다.

가끔 아는 이들로부터 '수술할 때 얼마나 힘드냐'는 말을 듣는다. 신경외과의 뇌수술은 꼬박 하루가 걸리는 수술도 있어 정말 힘이 든다. 정신 집중과 동시에 육체적인 작업을 장시간 해야 하기 때문이다. 순간순간의 손놀림에 환자의 생명이 걸려 있으니 긴장의 강도가 상당하다. 요즈음도 대수술을 앞둔 전날에는 나도 모르게 긴장되어 잠자리에 누워서도 쉽게 잠들지 못한다. 머릿속으로 수술과정을 그려보기도 하고 돌발 상황이 벌어져 당황하는 장면을 상상하기도 한다.

신경외과 수술이 육체적, 정신적으로 엄청난 중노동이지만 사실 전공의 때는 수술 시간이 가장 편했다. 병실과 외래에서 여러 교수님, 환자, 환자 보호자에게 시달리며 끝이 보이지 않는 일을 하자면 한시도 쉴 틈이 없었다. 여기저기서 불만을 이야기했고 짧은 실력으로 일일이 대꾸하고 있노라면 진땀이 흘렀다. 하지만 수술 중에는 상대해야 할 사람이 수술하는 교수님 한 사람이었다. 신경외과 수술의 중요한 부분은 수술자가 혼자서 수술 현미경을 보면서 진행하기 때문에 수술 조수는 큰일을 맡지 않는다. 게다가 현미경을 보면서 수술할 때는 수술실의 조명을 끄기 때문에 취침에 아주 좋은 조건이 된다. 졸다가 간혹 성질이 급한 교수님에게 들키면 정강이를 차이기도 했고 더 심한 경우는 수술실에서 쫓겨나기도 했다.

"뭐하는 놈이야! 너 나가. 아웃이란 말이야!"

"죄송합니다. 앞으로 잘하겠습니다."

"선생이 수술하고 있는데 졸아? 빨리 나가란 말이야!"

"다음부터는 주의하겠습니다."

"성질 돋우지 말고 빨리 안 나가?"

더 이상 빌어도 안 될 것 같은 생각에 "죄송합니다"라고 말하고 수술실을 나왔는데 "에이, 저런 녀석하고 수술을 하고 있으니. 어떻게 저런 친구가 신경외과에 들어왔지"라는 교수님의 혼잣말이 들렸다. 기왕 쫓겨난 김에 한 30분 탈의실에서 쪼그리고 자다가 눈치를 보며 다시 수술실로 들어갔다. 교수님은 뒤에도 눈이 달렸는지 추상같은 목소리로 "잠은 깼나?"라고 확인했다. 손 닦고 들어오라는 신호였다. 다시 수술에 참여하면서 실수를 만회할 생각에 괜스레 수선을 떨었다.

"야, 방해하지 말고 가만히 있어."

"예, 죄송합니다."

1년차 전공의가 자신 있게 할 수 있는 말은 오로지 '죄송합니다'뿐이었다. 그래도 다시 수술실에 들어오도록 허락해준 것이 어디냐 싶었다. 그렇게 얼마간의 시간이 흐르고 어느새 쫓겨났을 때의 참담한 마음은 사라지고 다시 평상심으로 돌아와(?) 졸아도 되는 순간을 엿보고 있었다.

왜 다른 과를 마다하고 힘들다는 신경외과를 택했는가 묻는다면 지금도 딱 짚어서 대답할 말은 없다. 내가 왜 이렇게 힘들게 살고 있나 하는 회의에 빠진 순간들도 있었지만 신경외과 의사로 일하면서 상태가 좋지 않았던 환자가 건강하게 퇴원하는 모습을 보는 순간이 역시 좋았다.

의술은 인술이라 했지만 기피과에 대한 시대에 맞는 현실적 대안은 필요하다. 어려운 과정을 이수한 사람에게 어느 정도의 금전적 보상이 보장되어야 한다. 그렇지 않고는 기피과 의사들을 양성할 방법이 없다. 칼퇴근하는 의사나 밤새도록 수술장에서 정신없이 뛰는 의사나 경제적 보상이 똑같다면 더 이상 인술만으로는 미래의 전공의들을 설득할 수 없을 것이다. 정부의 고충을 이해 못하는 바는 아니지만 저개발국가에서 값싼 전문 의사를 수입할 수는 없지 않은가.

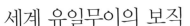

세계 유일무이의 보직

시집살이보다 매섭다는 전공의 1년차가 드디어 끝나고 2년차의 생활이 시작되었다. 1980년 당시는 전공의 생활을 하는 중에 의무적으로 6개월간 무의촌無醫村에 다녀와야만 했다. 대체로 2년차 때 2개 조로 나누어 교대로 6개월씩 파견을 갔는데 나는 후반기인 10월에 나가게 되었다. 무의촌 파견이니 자연히 근무지는 시골 오지가 대부분이어서 집을 떠나야 했다. 하지만 호랑이보다 무서운 교수님 곁에서의 다람쥐 쳇바퀴 도는 생활을 벗어난다는 일은 그 자체만으로도 환상적이었다.

임지는 추첨을 통해서 결정되었다. 나는 강원도 삼척군(현 삼척시) 노곡면 보건지소로 배정받았다. 삼척은 탄광지대로 널리 알려진 곳이어서 이름은 자주 들어봤지만 노곡면이라는 곳은 처음 듣는 곳이었다. 담당자에게 어떻게 가면 되냐고 물으니 일단 삼척도립병원(현 강원도삼척의료원)에 가서 다음 지시를 받으라고 했다. 간단하게 짐을 꾸려서 최종 임지가 삼척도립병원으로 결정된 2명의 친구와 함께 고속버스를 타고 삼척으로 향했다.

삼척에서 내려 다시 택시를 타고 삼척 변두리에 있는 도립병원에 도착하니 원장님이 반갑게 우리를 맞았다. 원장님에게 나의 임지인 노곡면은 어떻게 가느냐고 물었다. 원장님은 빙긋이 웃으면서 그곳은 하루에 버스가 한 번밖에 다니지 않는 곳이니 그날 밤은 일단 거기서 묵으라고 했다. 얼마나 오지이면 버스가 하루에 한 번만 다닐까 싶어 낙담하고 있는 나에게 원장님은 은근히 물었다.

"자네, 노곡면으로 꼭 가고 싶은가?"

의아해서 원장님을 쳐다보니 웃으면서 말을 이었다.

"자네만 좋다면 그냥 여기서 근무해도 되네."

알고 보니 원장님은 이미 도청과 협의하여 나를 도립병원에서 근무하게 하기로 내정해놓고 나를 놀린 것이었다.

명색이 도립병원인데 삼척도립병원에는 의사가 두 명뿐이었다. 한 명은 우리를 맞아준 원장님으로 외과 전문의였고 또 한 명은 내과 과장님이었다. 파견을 나간 전공의 2년차인 우리의 보직도 결정되었다. 소아과 전공의인 친구는 소아과장, 산부인과 전공의인 다른 친구는 산부인과장을 맡기로 했다. 원장님은 45세쯤 되는 분이었는데 환자를 헌신적으로 진료하는 훌륭한 의사였다. 우리 3명이 오기 전까지는 내과 환자를 제외한 모든 환자를 원장님이 혼자서 치료하고 있었다. 친구들의 예로 봐서 나는 신경외과장을 맡아야겠지만 도립병원 창설 이래 신경외과 수술은 단 한 번도 없었기 때문에 나의 보직은 원장님 보조로 결정되고 말았다.

다음 날 나는 커다란 진찰실에 원장님과 마주 앉아 환자 진료를 시작했다. 내과, 소아과, 산부인과 환자를 제외한 모든 환자는 우리 방으로 안내되었다. 외상 환자를 비롯해서 머리 아픈 사람, 팔다리와 허리 아픈 사람, 이비인후과 환자, 피부병 환자 등 실로 다양한 환자들이 모여들었다.

원장님은 능숙하게 모든 환자를 치료했는데 다리뼈가 부러진 사람의 뼈를 맞춘 후 캐스트(깁스)하는 솜씨도 보통이 아니었다. 처음 하루 이틀은 단지 원장님의 진료를 관찰하며 지냈다.

그렇게 사흘쯤 흘렀을 때였다. 배가 아파서 내원한 환자가 충수돌기염(맹장염)으로 진단되었다. 원장님은 간호사에게 즉시 수술 준비를 지시했다. 수술실은 진찰실 바로 옆방이었다. 간호사는 밖에 나가서 석유통을 들고 와 석유난로에 기름을 가득 넣고 먼저 차가운 수술실의 공기를 덥혔다. 입원실에서 환자복으로 갈아입은 환자를 데려와서 수술실에 눕힌 후 간호사 출신의 마취사가 전신마취를 시행했다. 간호사가 수술 준비가 다 되었다고 보고하니 원장님이 나도 수술에 들어오라고 했다.

2년차 전공의였던 나는 당시 배움에 목말라 있었던 상태였고, 신경외과 수술이 아니라도 수술에 참여할 수 있다는 것 자체가 기뻤다. 원장님은 피부 절개부터 시작해 수술의 전 과정을 나에게 상세하게 설명했다. 그 후로 2주일 동안 서너 차례 더 맹장염 수술의 조수를 섰다. 5번째로 기억되는 맹장염 수술에서 갑자기 원장님이 나에게 환자의 오른쪽에 서라고 했다. 당신이 조수를 할 테니 한번 수술해보라는 뜻이었다. 약 30~40분이 걸려서 수술을 끝냈는데 수술한 손은 내 손이었지만 원장님이 내 손을 로봇 손처럼 이용한 결과였다. 이후로 두세 번 같은 과정을 거친 후 진짜로 내가 수술을 맡아서 할 수 있게 되었다.

수술뿐만 아니라 외래 진료에도 익숙해졌다. 원장님이 출장을 가도 나 혼자 그런대로 환자를 소화해낼 수 있게 되었다. 그 후로 어찌된 일인지 내가 맡은 외래 환자와 맹장염 수술 환자는 점점 늘어났다. 그에 비례해서 원장님의 출장과 회의 참석도 늘어났다. 세 달쯤 흐르고는 밤낮 할 것 없이 맹장염 수술은 모두 내 몫이 되고 말았다. 처음에는 배우는 재미에 시작한 일이었는데 일의 양이 너무 늘어나니 다소 억울한 기분도 들었다. 원장님도 나의 마음을 눈치챘는지 나에게 파격적인 승진(?)을 선사했다. 나는 '원장 겸 외과과장 보조의사'에서 '피부 · 비뇨 · 이비인후 · 일반 · 정형 · 신경외과 과장'으로 승진하게 되었다. 전 세계에서 하나밖에 없는 보직을 맡은 후 병원 생활은 더욱 바빠졌다.

그러던 어느 날 원장님이 지하실 창고에 가보라고 했다. 예전에 창고를 정리하던 중 신경외과 수술기구가 있는 것을 본 기억이 있는데 내가 보면 알 테니 한번 점검해보라는 것이었다. 시간을 내서 내려가 보니 한 번도 사용하지 않은 신경외과 수술을 위한 개두 수술도구 세트가 있었다.

무의촌 근무를 끝내기 한 달 전쯤, 12살 된 남자 아이가 함몰성 개방 두개골 골절로 내원했다. 나는 준비해두었던 개두 수술도구로 삼척도립병원 역사상 첫 신경외과 수술을 하게 되었다. 밤중에 혼자서 수술을 진행했는데 꺼진 두개골을 절제하고 상처 부위를 식염수로 충분히 세척한 후 수술을 무사히 마쳤다. 긴장을 많이 했던 탓에 새벽에 숙소로 돌아와 잠을 자는데 환자가 뇌출혈로 사망하는 악몽을 꿨다. 아침 일찍 일어나 세수도 하지 못한 채 병실로 가서 점검해보니 환자는 아무 이상이 없었다.

6개월이 지나 무의촌 근무를 마치고 서울로 돌아올 때는 그간 정이 많이 들었던 탓에 섭섭함이 컸다. 무의촌 파견은 우리 학년을 끝으로 종료된 제도여서 더욱 값진 경험으로 기억된다.

배 속으로 사라진 생애 첫 연구비

삼척도립병원으로 무의촌 파견을 나갔던 전공의 2년차 때이니 1980년의 일이다. 소위 '피부·비뇨·이비인후·일반·정형·신경외과 과장'을 맡고 있던 나에게 피부병을 앓는 한 가족이 찾아왔다. 당시는 나라 전체가 어려운 시기였고 먹고 살기에 바빠서 특히 시골 사람들은 웬만한 병 갖고는 병원을 찾지 않았다. 따라서 병이 많이 진행되어 정말 견디기 어려울 때 병원에 진찰을 받으러 오는 것이 보통이었다. 의사의 입장에서 보면 치료의 적기를 놓친 점이 안타까웠지만 모든 교과서적인 증상이 적나라하게 드러나 있어 진단은 용이한 경우가 많았다.

밥을 못 먹는 것도 아니고 어디가 못 견디게 아픈 것도 아닌 피부병으로 병원까지 찾는 경우는 대부분 견디기 어려운 가려움증 때문이었다. 나를 찾아온 가족들도 심한 가려움증으로 밤에 잠을 이루지 못할 지경이라고 했다. 한 사람만 가려운 것이 아니고 가족 전체가 똑같은 증상이었다. 하도 긁어서 피부에 피가 맺힐 지경이었다. 사는 동네에 피부과가 없어서 약국에 가보았지만 처방해준 약을 바르면 그때만 조금 덜 가려운 듯하다가 시간이 지나면 마찬가지라고 했다.

큰일 났다는 생각이 들었다. 피부병이라고는 의과대학 4학년 때 수박

겉핥기식으로 조금 배운 것밖에 없는데 어떻게 해야 할까. 환자의 말인 즉, "이번에 도립병원에 서울의 용한 의사 선생님들이 오셨다기에 일부러 찾아온 것" 이라고 하는데 더욱 난감할 뿐이었다.

정면 돌파하는 수밖에 없었다. 우선 환자들을 꼼꼼히 살펴보기로 했다. 증상에 대해서 자세히 물어보니 가려움증은 자려고 이부자리에 누우면 특히 심하고 손가락, 겨드랑이나 엉덩이 등 살과 살이 닿는 곳이 주로 가렵다고 했다. 과연 손가락 사이를 벌리고 보니 빨갛게 좁쌀만 한 것들이 돋아 있고 심하게 긁어서 그런지 생채기가 나 있었다. 가족들에게 집단적으로 발생한 듯했다. 피부병에 관한 책을 찾아보고 확인하는 것이 가장 좋은 방법이었지만 도립병원에는 피부 질환 관련 서적이 없었다. 그래서 내과 책을 찾아보니 거기에는 놀랍게도 내가 보았던 환자들의 증세를 그대로 옮겨놓은 것 같은 병이 기술되어 있었다.

영어로는 'scabies' 라고 하고 우리나라 말로는 '옴' 이라고 부르는 피부 질환이었다. 옴은 옴 진드기에 의해서 발생하는 질환으로 전염성이 매우 강하다. 대부분의 경우 옴 환자와의 직접적인 접촉을 통해 전염되기 때문에 같이 잠을 자는 가족들 사이에 집단으로 생길 수 있다.

당시 그 환자들의 증상이 하도 특징적이어서 진단에 큰 어려움이 없었다. 치료는 좀 번거롭지만 어렵지는 않았다. 자기 전에 온몸에 빠짐없이 린덴크림을 연속해서 3일간 바르고 침구는 꼭 삶아서 빠는 것이었다. 나를 찾아온 그 가족의 할머니는 옷을 모두 벗고 구석구석 약을 발라야 한다는 내 말에 남세스럽다고 역정을 냈다. 반드시 가족이 동시에 치료해야 한다고 일러주면서 가족 수에 맞게 약도 충분히 처방했다. 당장의 가려움증을 가라앉게 하려고 항히스타민제도 조금 처방했다.

　단순히 가려움증인 줄 알고 있었던 환자들에게는 이상한 처방일 수도 있었다. 린덴크림은 성병인 사면발이증의 치료에도 사용되는 약이다. 그래서 옴을 성병의 일종으로 잘못 알고 있는 이들도 있는데 옴은 성병이 아니다. 그 가족은 반신반의하면서 약을 갖고 돌아갔는데 시키는 대로 하니 과연 가려움증이 씻은 듯이 나았다고 했다. 몇 주일 후부터는 외래 복도가 온통 가려움증 환자들로 가득했다. 모두 옴 증세로 온 이들이었다. 계속 옴 환자들만 상대하다 보니 문득 이러다가 나도 전염되는 것은 아닌가 은근히 걱정도 됐다. 하지만 그동안 병명을 몰라 치료하지 못했던 고질병을 치료하게 되었으니 환자들은 대만족이었다.

　같이 파견된 전공의 2년차의 소아과장, 산부인과장도 질세라 열심히 일했다. 원장님은 이런 우리가 대견했는지 특별히 상을 내렸다. 공공기관이기 때문에 아무 근거 없이 보너스를 줄 수는 없었고 연구비 제도를 이용해서 연구비를 지급해준 것이었다. 원래 연구비라 함은 연구계획서를 제출하고 그것을 심사하여 적절하다고 판단하면 지급하는 돈이다. 하지만 30여 년 전의 도립병원에서 그렇게 철저하게 지켜지던 원칙은 아니었다.

　당시는 연구비를 그냥 생활보조비 정도로 생각하던 때였다. 우선은 연구비가 지급되고 그 이후에 적당히 쓴 보고서를 제출하는 식이었다. 나는 가지고 간 신경외과 교과서 한 단원을 읽고 번역해서 제출했다. 연구비가 얼마였는지 확실히 기억나지 않지만 20만 원 안팎이었던 것 같다. 약 한 달 치 월급에 해당하는 돈이었다. 나를 포함해서 같이 근무하던 무의촌 파견 전공의 세 명은 신이 났다. 모두 미혼의 젊은 남성들이니 일과만 끝나면 시내 고깃집과 정라진의 횟집에서 소주잔을 기울였다. 지금은 맛보기 어려운 진짜 한우고기와 자연산 광어, 그리고 한치는 맛이 기가 막혔다. 꽤나 큰 거금이었지만 어울려 놀다 보니 금세 바닥이 났다. 연구비 덕분에 교과서도 한 단원 공부하고 영양 보충도 잘한 셈이었다. 연구비라는 이름도 생소하던 시대에 받은 생애 첫 번째 연구비는 그렇게 배 속으로 사라졌다. 젊은 시절 동해안 삼척에서의 즐거운 추억이었다.

청색전화, 백색전화

'따르릉, 따르릉'

시끄러운 전화벨 소리에 단잠을 깼다. 그 깊은 밤에 전화가 올 곳은 뻔했다. 불도 켜지 못하고 더듬어서 수화기를 들었다. 병원에서 당직을 하던 1년차 전공의의 다급한 목소리가 흘러나왔다. 약 1시간 전에 의식을 잃고 길에 쓰러져 있던 사람을 경찰이 데려왔는데 머리에 망치로 맞은 듯한 상처가 있어 급히 전산화단층촬영(CT)을 해보니 뇌에 커다란 혈종이 관찰되었다고 했다.

전공의의 설명을 들으니 아무래도 응급수술이 필요할 것 같았다. 빨리 마취과와 상의해 수술 준비를 하라고 지시하고 지금 몇 시냐고 물었다. 반사적으로 환자에 대한 조치를 지시했지만 깜깜한 방에서 전화를 받고 있으니 도무지 시간이 짐작되지 않았다. 새벽 1시 30분이라는 대답에 우리 집이 어디인지 아느냐고 물었다. 전화를 한 1년차 전공의가 우리 집 위치를 아는지 확인한 후 빨리 차를 보내라고 하고 전화를 끊었다.

내가 수석 전공의로 근무했던 1980년대 초는 매일 밤 12시부터 새벽 4시까지 통행금지가 실시되던 시절이었다. 통행금지 시간인 그 새벽에는 병원에서 앰뷸런스를 보내주지 않으면 병원에 갈 수가 없었다. 그래서 전화한 전공의가 나의 집을 아는지를 확인한 것이었다.

응급실에 도착해보니 환자는 대단히 심각한 상황이었지만 발 빠르게 대처한 덕분에 수술로 뇌경막상혈종을 성공적으로 제거하고 별 탈 없이 회복되었다. 집에서 전화를 받고 바로 수술 준비를 하라고 지시할 수 있었고, 또 앰뷸런스가 신속하게 우리 집을 찾아올 수 있었기에 환자의 수술이 적기에 이루어질 수 있었다. 우리 집 전화가 제 몫을 톡톡히 한 셈이었다. 지금은 휴대폰이 보편화되어 있어 언제 어디서나 연락이 가능하고 통금도 없으니 24시간 내내 어디든지 갈 수 있다.

하지만 1980년대 초는 지금과 사정이 많이 달랐다. 나는 3년차 전공의 생활의 끝 무렵인 1981년 12월에 결혼을 했다. 풍족한 살림이 아님에도 부모님은 막내아들에게 17평짜리 아파트를 신혼집으로 마련해주었다. 살림에 필요한 가구와 집기는 처가에서 준비해주었다. 아파트의 도배까지 끝내고 나니 이제 우리 부부의 몸만 들어가면 되는 셈이었다. 그런데 그때까지 마련하지 못한 물건이 하나 남아 있었다. 다름 아닌 병원에서 오는 응급 콜을 받을 전화였다.

당시는 전화라고 하면 지금과는 달리 유선전화뿐이었다. 개인이 새롭게 집에 전화를 놓으려면 전화국에 신청을 해야 했다. 전화 설비 사정이 좋지 않았던 시절이어서 전화가 집에 놓이기까지 아무리 짧아도 신청 후 1년은 기다려야 했다. 보통의 상황이라면 좀 불편하긴 해도 1년 정도는 전화 없이 살 수 있었지만 응급 전화를 받아야 하는 수석 전공의인 나로서는 어떻게든 전화를 준비해야 했다. 신경외과는 수시로 응급 상황이 발생하기 때문에 전화가 없으면 매일 병원의 당직실에서 자야 했다.

정식으로 전화국에 신청해서 나온 전화의 경우 개인이 자유롭게 판매할 수 없었고, 이사를 가거나 더는 전화가 필요하지 않게 되면 다시 전화국에 반납해야 했다. 그런데 이 제도가 정착되기 전에 나온 전화는 개인 간에 가입권을 자유롭게 사고 팔 수 있었다. 따라서 시중에는 판매 가능한 전화가 고가에 사고 팔렸다. 나같이 사정이 급한 사람은 이런 전화를 사서 쓸 수밖에 없었다. 문제는 가격이었다. 전화를 개통하기 어려웠던 시기에 이 전화는 상당히 값이 비쌌다. 당시 사람들이 전화국에 신청해서 정식으로 발급된 전화를 청색전화라고 불렀고, 사고팔 수 있는 전화를 백색전화라고 불렀다.

당시 내가 살던 동네 관할 전화국인 영동전화국 길 건너로 백색전화를 사고파는 전화상이 늘어서 있었다. 총각 시절 아끼고 아껴 모아두었던 5개월 치 월급에 해당하는 거금을 주고 백색전화를 샀다.

이 백색전화는, 신청해놓았던 청색전화가 나오기까지 약 1년 동안 사용했다. 백색전화 덕분에 비록 늦은 퇴근이라도 매일같이 연락 걱정 없이 마음 놓고 퇴근할 수 있었고, 덕분에 신혼 생활도 즐길 수 있었다. 지금은 스마트폰으로 전화는 물론이고 모든 정보를 앉은 자리에서 얻을 수 있는 시대이지만 당시는 식사를 하러 가서도 전화로 당직실에 식당의 진화번호를 알려야 했다. 1990년대 초에는 소위 '삐삐'라는 것이 등장해 응급 연락을 하기가 많이 편리해지긴 했다. 하지만 응급 환자 때문에 빨리 연락을 해달라는 삐삐를 받고 연락할 전화를 찾지 못해 애를 태우기도 했다.

옛 시절과 비교해보면 요즈음 스마트폰 시대는 너무나 편리하다. 스마트폰만 손에 쥐고 있으면 연락이 되지 않아 환자 치료에 차질을 빚을 일이 전혀 없기 때문이다. 하지만 반대로 시도 때도 없이 걸려오는 전화에 불편한 점도 한두 가지가 아니다. 머리를 식히려 모처럼 가족과 함께 나간 외국 여행 중에도 병원에서 오는 전화를 받아야 한다.

　너무 편리한 현재를 살아서일까. 불편했던 과거를 낭만이 있었다고 생각하는 건 나 혼자만의 생각일 수도 있다. 환자뿐 아니라 의사까지 실어 나르던 앰뷸런스와 백색, 청색전화가 적지 않은 생명을 살린 옛일이 생각난다.

선생님도 한약 드세요?

이런저런 병원 일로 대단히 바빴던 조교수 때 일이니 1990년대 초반 무렵이었다. 오후에 가까스로 짬을 내서 서대문 근처의 한약방에서 달여 놓은 한약을 찾아오는 길이었다. 꽤 무거운 종이 가방을 양손에 들고 병원문을 들어서는데 누군가 내게 인사를 건넸다. 나에게 치료를 받는 환자였다.

"뭘 그렇게 힘들게 들고 오세요?"

"네, 뭘 좀 찾아오느라고요."

"아, 한약이네요?"

종이 가방 겉에 커다랗게 한약방 이름이 박혀 있으니 바로 알아보는 게 당연했다.

"선생님도 한약 드세요?"

"아니, 그런 건 아니고 갖다 드릴 곳이 있어서요."

"저희들은 의사 선생님들은 한약 안 잡수시는 줄 알았어요."

서둘러 승강기를 타고 연구실로 돌아왔다. 한약을 들고 오다가 환자와 만났던 일이 우습기도 하고 조금은 멋쩍기도 했다.

은평구의 단독주택에 살던 부모님은 1984년 잠실의 아파트로 이사했다. 부모님은 잠실로 이사한 후에도 서대문 근처의 한약방을 이용했다. 단골이었기 때문에 전화로 증세를 말하면 한약을 달여놓았다. 내가 근무하고 있는 서울대학교병원이 비교적 한약방과 가까워서 부모님이 주문해놓은 약을 찾으러 가곤 했다. 특별히 어디가 아파서가 아니라 환절기에 기운이 없다거나 감기 같은 가벼운 증상이 있을 때 부모님은 한약을 애용했다. 나 또한 어렸을 때부터 봐왔던 일이라 별로 이상하다고 느끼지 못했는데 대학병원에서 근무하는 의사가 한약을 들고 있으니 병원에 다니는 환자에게는 이상하게 보였던 모양이었다.

우리나라에는 두 종류의 의사가 있다. 구한말에 도입되어 지금은 의료의 대세가 된 서양의학으로 환자를 치료하는 의사와 고대로부터 전승되어온 한의학으로 환자를 치료하는 한의사가 바로 그 두 의사이다. 요즘 세대에게는 한의가 익숙하지 않지만 우리 부모님 연배의 분들은 몸이 허하다고 생각될 때 으레 한약을 복용했다. 나부터도 어렸을 때 여름철만 되면 한약을 먹었던 기억이 있다. 약이 몹시 써서 먹지 않으려고 도망을 다니기도 했다. 의사인 집사람도 아이들이 어렸을 때 튼튼하게 자라라고 적지 않은 가격의 녹용을 달여서 먹였다. 환자들이 한약에 대해서 물어올 땐 잘 모른다거나 득 될 것이 없으니 복용하지 말라고 하는 의사로서 어찌 보면 이율배반적인 행동이다.

사실 의과대학을 다닐 때 한의학에 대해서 배운 것이 별로 없었다. 하지만 한의학에 대해서는 부정적인 정서가 지배적이었다. 한약에 대해 들었던 몇 안 되는 지식 중 하나는 간질환이 있는 환자가 한약을 먹으면 급격히 간질환이 악화될 수 있다는 것이었다. 한약 속의 식물성 알칼로이드가 간에 부담을 주기 때문이다. 전공의 시절에는 요통이나 경부통을 치료하기 위해서 침을 맞고 난 후 가끔 근육이나 척추에 염증이 발생한 환자를 보곤 했다. 아마도 소독이 안 된 침을 통해 균이 들어갔기 때문일 것이다.

나는 한의학에 대해 자세히는 모르지만 환자의 체질에 따라서 화학약품이 아닌 생약으로 병을 다스린다는 학설은 사실 이론적으로 흠잡을 데 없다. 또한 한국인에게는 오랜 세월에 걸쳐 익숙한 의학이기 때문에 기본적으로 친근감을 느낄 수 있다.

그런데 국내에서 한의학의 인기는 시간이 갈소록 하락세이다. 왜 일까? 비아그라의 출현으로 인한 보약에 대한 수요 감소, 저질 중국산 한약제 사용으로 인한 한약에 대한 불신 등 여러 가지 원인이 있을 수 있겠지만 한의학이 경험에만 의존하면서 과학적인 근거 중심의 학문으로 변신하지 못한 것이 주된 원인이라고 생각한다.

논리적이라고 생각되는 서양의학을 배운 우리 의사들도 외래에서 꼬치꼬치 캐묻는 환자의 질문에 진땀을 빼는데 한의학에서는 왕왕 『동의보감』에 나와 있다는 근거를 대면서 어떻게 환자들을 설득하는지 참으로 궁금하다. 더군나나 사연과학적 사고방식에 친숙한 요즘 세대들은 과기에 우리 부모님이나 우리 세대가 갖고 있던 것에 비해 한의학에 대한 친밀감도 훨씬 덜 하다.

그렇다면 앞으로 한의학계가 나아가야 할 방향은 무엇일까. 나는 분명히 한의학과 서양의학이 서로를 보완하면서 발전할 수 있는 방법이 있다고 믿는다. 최근 비상하게 높아진 건강식품에 대한 관심이나 서양의학의 대체의학에 대한 접근, 이런 것의 상당 부분이 한의학과 겹친다. 한의학의 고유 영역은 더욱 전문화하면서 동시에 현대의학에서 한의학이 국민 보건 향상에 기여할 수 있는 부분을 보다 적극적으로 살려야 할 것 같다. 더불어 한의학은 지금까지의 방법보다는 좀 더 과학적이고 객관적 근거에 의거하는 문제해결 방식을 보여주어야 한다. 양의와 한의가 서로 밥그릇 싸움을 할 것이 아니라 서로의 부족한 점을 보완해 나간다면 국민건강도 증진되고 우리나라 의료계도 더욱 발전하리라 확신한다.

정위기능 수술을 배우러 독일로 가다

1992년 초에 나이 마흔이 가까워서 집사람과 함께 남산에 있는 '괴테-인스티투트'(주한독일문화원)에 다니게 되었다. 일주일에 이틀, 독일어 회화를 배웠는데 오후 6시부터 10시까지 진행되는 강행군 수업이었다. 수업은 약 15명 정도의 학생이 삥 둘러앉아 선생님의 설명을 듣고 독일어로 대화를 나누는 방식이었다. 선생님은 학생 각자에게 질문을 했고 학생들은 그에 대한 대답을 했다. 어김없이 내 차례도 돌아왔다. 머리를 짜내서 겨우 대답하면 모든 학생들이 까르르 웃었다. 머리가 벗겨진 아저씨가 용케도 맞췄다는 웃음이거나 엉뚱한 답변으로 인한 웃음이었다. 나와 집사람을 제외한 수강생들은 대부분 20세가 안 되었거나 20대 초반의 대학생들이었다.

우리 부부가 독일어를 배워야만 했던 사연은 이러했다. 나는 은사님의 명령으로 신경외과 세부전공 중에서 정위기능 수술을 전공하게 되었다. 당시 우리 병원 신경외과에는 정위기능 신경외과를 전공하는 의사가 없었기 때문에 내가 책임을 맡은 것이었다. 은사님의 친한 친구이자 정위기능 수술의 대가인 교수님 한 분이 독일의 쾰른대학교 의과대학병원에 있었다. 꼼짝없이 독일로 유학을 가야 했다. 대부분의 주위 동료들은 미국으로 유학을 가서 2년 정도를 보내고 오는데 독일 유학은 전공 분야의 성격 때문에 결정된 특이한 경우였다. 그리고 독일의 같은 병원 병리과 교수와도 이야기가 잘 되어서 집사람도 독일에서 공부할 수 있게 되었다. 영어는 그런대로 떠듬떠듬 말할 수 있었지만 독일어는 완전히 먹통이니 큰일이었다.

여러 방면으로 알아본 끝에 주한독일문화원에서 독일어 회화를 배울수 있다기에 등록하기로 했다. 주한독일문화원의 독일어 회화수업은 경쟁이 치열해서 수강을 위해서는 시험을 치러야 했다. 공정한 경쟁으로는 합격이 불가능했던 우리는 꾀를 냈다. 병원장 명의로 공문서를 만들었다. 내용인즉 이 사람은 우리 기관의 발전을 위해서 독일로 유학을 가게 되었으니 수업을 들을 수 있도록 배려해달라는 것이었다. 다행히 수강 허락을 받았다. 정해진 정원 외에 특별히 과외로 배정을 받았다. 덕분에 우리는 약 반년 동안 열심히 독일어 회화를 배우고 독일로 떠날 수 있었다.

독일에서는 2년간 머물렀다. 병원에서 함께 일했던 의사들은 모두 영어를 잘해서 소통에 큰 어려움은 없었다. 하지만 간호사나 환자와는 독일어로 대화해야 했다. 나의 독일어 실력으로 원활한 대화는 불가능했기에 인턴과 전공의 도움을 많이 받았다.

독일에서 머무는 동안 정위기능 수술에 관한 많은 것들을 배웠다. 전공의로 신경외과 수련을 받을 때나 또 그 후에도 정위기능에 관련된 환자를 치료한 경험이 드물었는데 독일에서는 교과서에 나오는 여러 질병들을 쉽게 접할 수 있었다. 특히 파킨슨병, 진전병, 강박증, 폭력성 질환 등을 정위기능 수술로 치료하는 것이 가장 기억에 남는다. 지금은 이러한 질병들의 치료로 뇌의 기저핵에 전극을 넣고 필요한 정도의 강도로 자극하는 뇌심부자극술이 이용된다.

하지만 그 당시는 기저핵파괴술이 표준 치료법이었다. 사람의 뇌 지도인 '뇌 아틀라스'에서 목표가 되는 기저핵의 위치를 정하고 이 점을 환자의 뇌로 대입하는 기술은 경이롭고 새로운 경험이었다. 파킨슨병으로 꼼짝 못했던 환자를 뇌에 주사 한 번 놓는 것으로 치료하니 꿈만 같았다. 손이 덜덜 떨려서 글씨도 쓰지 못했던 진전병 환자도 시상파괴술로 거짓말같이 좋아졌다. 폭력성이 심하고 정신과에서 약물 치료로는 조절이 안되는 환자에 대해서는 시상하부파괴술이 시행되었다. 쉽지 않은 수술이었지만 효과는 만족스러웠다.

파킨슨병에 대한 시상파괴술 혹은 담창구파괴술이 그 당시 행해지던 가장 흔한 정위기능 수술이었다. 파킨슨병은 흑질에서 분비되는 도파민이 부족해서 생기는 질환이다. 손발을 떨고, 팔다리가 경직되며 행동이 굼뜨게 되는 파킨슨병은 서양에서 흔하다. 로마 교황 요한 바오로Johannes Paulus 2세나 중국 당 주석이었던 마오쩌둥毛澤東의 말년이 파킨슨병에 걸린 전형적인 모습이다. 미국의 유명한 권투 선수 무하마드 알리Muhammad Ali도 이 병에 걸려서 고생스러운 노년을 보내고 있다. 병이 진행되면 스스로 옷을 입을 수도 없고, 먹을 수도 없고 용변도 해결할 수 없다. 지능은 정상인데 행동 장애 때문에 누군가가 옆에 붙어서 도와줘야 한다. 의학적인 문제를 넘어 사회적인 문제가 되는 이유이다.

독일에서 귀국한 후 파킨슨병 등 정위기능 수술을 본격적으로 시작했다. 수술이 끝나면 곧바로 증상이 좋아지니 의사로서의 희열은 말로 표현할 수 없었다. 설비와 여건이 만족스럽지 못했던 탓에 초기에는 시행착오로 후유증이 생긴 환자도 있었지만 비교적 짧은 시간에 정위기능 수술을 정착시켰다. 우리나라의 파킨슨병 발병률은 서양보다는 빈도가 낮지만 그렇게 드문 병은 아니다.

초창기에는 파괴술로 정위기능 수술을 시행했으나 몇 년이 흐르고부터는 우리나라에도 파괴술 대신 뇌심부자극술이 도입되었다. 자극술은 파괴술보다 훨씬 발전된 좋은 치료방법임에는 틀림없지만 비용이 비싸다는 것이 문제였다. 수술기계 한 세트의 가격이 약 1천만 원이었다. 양쪽을 수술하면 기계 값만 2천만 원인데 다행히도 지금은 의료보험 혜택을 받을 수 있다.

정위기능 수술이 정착되면서 서울대학교병원에 방사선 수술 기구인 감마나이프가 도입되었다. 자연히 관심이 감마나이프로 집중되었다. 혼자서 파킨슨병에 대한 뇌심부자극술까지 맡아서 하기에는 힘이 모자랐다. 나를 도와 정위기능 수술을 함께 해온 후배 교수에게 파킨슨병에 대한 정위기능 수술을 맡겼다. 2005년에는 신경외과와 신경과 합동으로 '파킨슨센터'를 개소하면서 이후 이 분야에 대한 획기적인 발전을 이루고 있다. 어렵게 독일까지 가서 배워온 학문이 무사히 뿌리를 내리고 이제는 세계 정상에 도전하고 있다는 데 자부심을 느낀다.

'괴테-인스티투트'는 2011년 서울역 근처로 이전했지만 지금도 가끔 차로 남산길을 지날 때면 그 시절 생각이 난다. 어린 학생들과 함께 열심히 독일어 회화수업을 들었던 덕분에 파킨슨병 분야에서 오늘날의 발전이 가능했던 것이 아닐까 생각하면 슬그머니 미소가 지어진다.

아프면 병원 가야지

2008년 3월 하순으로 기억한다. 서울대학교병원에서 멀지 않은 곳의 중식당에서 회식이 있었다. 갑자기 배가 아프기 시작했다. 홍을 깨기 싫어서 내색을 않고 있는데 통증이 가시기는커녕 견디기 어려운 지경이 되었다. 화장실에서 일을 보면 좀 나아지지 않을까 하는 생각에 급히 자리를 떴다. 화장실에 들어가 앉아 있는데 배가 아파 숨이 막힐 지경이었다. 그렇게 아프기는 난생 처음이었다. 화장실에서 나와 허옇게 질린 내 얼굴을 보고 다들 어디가 아프냐고 물었다. 배가 아파서 빨리 집에 가야겠으니 택시를 불러달라고 했다. 후배들이 여기저기에서 "야, 빨리 택시 한 대 잡아" 하는데 다시 위와 창자가 꼬이듯이 배가 아팠다. 누군가 소화제를 사왔다.

이때 후배 선생의 낯익은 목소리가 들렸다. "뭣들 하고 있어! 빨리 병원 응급실로 모시고 가야지 소화제 가지고 해결이 되냐! 빨리 택시 잡아 타고 응급실로 가!" 후배들의 부축을 받아 택시를 타고 서울대학교병원 응급실로 향했다.

응급실 침대에 누웠더니 통증이 조금 가라앉았다. 담당의에게 그간의 상황을 더듬더듬 이야기했다. 다시 배가 아파왔다. 통증을 호소하니 진통제를 놓아주었다. 정신이 맑지 못한 중에도 담석으로 인한 통증이 아닌가 하는 생각이 들었다. 원래 나는 담석이 있었지만 특별한 증상이 없어서 그냥 지냈던 터였다. 급체가 아니라 담석증으로 인한 통증이라면 후배와 제자들 앞에서 망가진 모습(?)을 보여준 것이 조금은 괜찮을 듯했다. 의과대학 시절부터 담석으로 인한 통증을 급경련통이라고 해서 인간이 경험할 수 있는 가장 심한 통증이라고 배웠기 때문이다.

외과 레지던트들이 왔다. 이야기를 듣더니 주저 없이 담석증이라고 했다. 기름진 음식을 먹으면 증상이 없던 담석이 종종 증상을 일으킨다고 했다. 그 사이에 어떻게 연락이 닿았는지 동기인 외과 과장이 응급실로 와서 나를 진찰하고 입원을 지시했다. 나에게는 너무 걱정하지 말라고 하면서 이번 기회에 수술을 해서 아예 담석을 제거하자고 했다.

입원실로 옮겨졌다. 외과에는 빈 병실이 없어서 신경외과 병실을 빌리기로 했다. 30년간 의사로 누비고 다니던 병실에 환자로 입원한 기분이 묘했다. CT 결과, 담석이 여러 개 있었는데 그중 한 개는 간 속의 담도에 있었다. 그래서 그냥 담낭만 제거해서는 소용이 없고 먼저 위내시경을 통해서 간 속의 담석을 제거해야 했다. 그런 후에 내시경 수술로 담낭을 제거하면 큰 개복 수술을 하지 않고 비교적 간단하게 치료할 수 있다고 했다. 위내시경을 통해서 담도를 거슬러 올라가서 간 속의 담석을 꺼내야 하는데 이때 주위 장기에 손상을 주지 않아야 이어서 담낭제거술을 할 수 있다고 하니 은근히 걱정이 되었다.

이틀 후, 오후 늦게 위내시경을 이용한 간 속의 담석제거술을 받았다. 집사람이 나보다 더 긴장한 것 같았다. 수면내시경이 끝나고 정신이 들었는데 집사람이 어린아이처럼 좋아하며 담석이 아주 성공적으로 제거되었다고 했다. 다음 날 췌장 손상 여부를 알기 위해서 '아밀라아제'라는 물질의 혈중농도를 측정했는데 정상으로 나왔다.

다음으로 담낭제거술을 위해 수술실로 이동했다. 수술대 위에 누우니 무영등이 눈부셨다. 친구인 마취통증의학과장의 목소리가 들리고 까무룩 했다. 정신이 들었는데 12층 특실이었다. 5층 신경외과 병실에 있으면 의사와 간호사들이 일하기 거북하다는 집도의의 말에 따라 팔자에 없는 특실을 쓰게 된 것이었다.

수술이 끝나면 환자는 회복실로 옮겨진다. 회복실에서 마취통증의학과 의사는 환자가 묻는 말에 잘 반응하는지 확인한 후 환자를 다시 병실로 옮긴다. 그렇다면 나도 회복실에서 깨어났다는 소린데 도무지 그 과정이 기억이 나지 않았다. 혹시 나도 모르게 회복실에서 의사와 간호사들에게 무례한 말이나 행동을 하지는 않았는지 걱정이 되었다.

내시경을 넣으려고 배에 약간의 절개를 했으니 배가 좀 당기기는 했는데 견딜 만했다. 대신 양쪽 어깨가 좀 아팠다. 내시경 수술을 하려면 공간 확보를 위해서 복강에 공기를 넣는데 이때 횡경막이 자극되어 수술 후 어깨가 딩길 수 있다는 설명을 들었다. 회복은 순조로운 편이었다. 복도를 걸을 수도 있었지만 환자복을 입은 모습을 환자나 동료들에게 보여주고 싶지 않았다. 봉합사는 일주일 후에 뽑기로 하고 이틀째 되는 날 퇴원했다.

집사람을 옆에 태우고 운전을 해서 집으로 오는데 불현듯 의과대학 학생 시절 들은 이야기가 생각났다. 어느 친구가 학교에서 공부를 하다가 갑자기 배가 아팠다. 그래서 빨리 집에 가서 누워 있어야겠다는 생각에 급히 집으로 돌아갔다. 그런데 가면서 가만히 생각해보니 집에 있던 사람도 아프면 병원에 가는데 병원에서 공부하다가 배가 아프다고 서둘러 집에 가니 이상한 생각이 들더라는 것이었다.

살면서 전신 마취 수술을 받고, 입원을 해본 것은 그때가 처음이었다. 모든 일이 잘 끝나서 다행이었지만 중식당에서 식사하다가 아파서 수선 피운 생각을 하면 멋쩍기도 했다. 담석증 통증은 급경련통 중에 최고봉이니 어쩌랴. 많은 동료와 선후배가 애쓰고 염려해준 덕분에 건강을 다시 찾게 되었다는 생각이 들었다.

하지만 30년 동안의 의사 생활에서 입원 환자 경험을 처음으로 해보면서 그때까지 몰랐던 환자들의 애환을 다소나마 알 수 있었고 많은 것을 느꼈다. 내가 근무하는 병원에서 수술을 받았으니 아마 누구보다 대접을 잘 받았을 터인데도 환자로서의 불편함이나 불안함 등을 순간순간 경험했다. 내가 그럴진대 일반 환자들은 어떨까 하는 생각이 들었다. 생애 첫 수술은 담석 제거도 제거였지만 의사로서의 나를 다시 한 번 돌아보는 계기가 되었다는 점에서도 다행스러웠다.

나의 뇌 건강법

　내가 아주 어렸을 때부터 아버지는 곧잘 호두처럼 생긴 열매 한 쌍을 손에 쥐고 딸그락거렸다. 호두처럼 생긴 그 열매는 그러나 호두와는 좀 다른 생김새를 하고 있었다. 손때가 묻어서 반들반들한 그것을 호기심에 만져보기도 했는데 호두보다는 생김새가 갸름했고 아주 딱딱했다. 아버지는 그 열매가 가래라고 가르쳐주면서 '이렇게 손 운동을 하면 몸에 좋다'고 했다. 부딪치며 나는 딸그락거리는 소리가 듣기에 나쁘지 않았다. 이후 가끔 어르신들이 가래를 만지는 모습을 보면 괜히 반가운 마음이 들었다.

　2000년 겨울, 기차를 타고 가족들과 강원도 정선 5일장 구경을 갔다. 장 구석구석을 돌아보는데 연세가 지긋한 어른이 이것저것 산에서 나는 열매들을 부대에 담아 팔고 있었다. 그 열매들 가운데 어려서 본 가래가 눈에 뜨였다. 모른 척하고 호두냐고 물었더니 가래라고 하면서 손 운동에 쓰이는 열매라고 했다. 매우 딱딱해서 절대로 깨지지 않고 시중에 나도는 가래는 대부분 중국산이지만 당신이 파는 가래는 나무에서 직접 딴 국산이라고 설명했다. 2천 원에 한 쌍을 샀다. 집에 돌아와 물에 한참 담가 놓았다가 헌 칫솔로 깨끗이 닦아 밤낮 없이 손에 쥐고 다녔다.

친구들이 노인네같이 무슨 짓이냐고 놀렸지만 나는 가래를 손에 쥐면 엔도르핀이 나오는지 마음이 편했다. 아버지 생각도 났고, 겉모양이 짜글짜글해서 꼭 사람 뇌같이 생긴 그 열매를 굴리다보면 뇌가 활성화되는 기분이 들었다.

그 가래를 한 일 년쯤 갖고 다녔다. 손때가 묻어서 겉이 반들반들해지니 만지기도, 보기도 더욱 좋았다. 처음에는 황토색이었는데 길이 들어 대춧빛이 되었다. 그런데 집사람과 같이 양재천을 산보하다가 아뿔싸 그만 한 개를 수풀에 떨어뜨렸다. 부부가 함께 샅샅이 뒤졌지만 찾지 못했고 그 후 짝 잃은 나머지 가래 한 개는 자연스레 내게서 멀어졌다.

그로부터 2년쯤 후에 작은형이 중국 출장을 다녀오면서 호두 한 쌍을 선물했다. 동그랗게 생겼는데 먹는 호두와는 다르게 더 짜글짜글하고 아주 딱딱했다. 알고보니 중국 사람들은 호두나 가래를 갖고 손 운동을 많이 한다고 했다. 마오쩌둥毛澤東도 호두 손 운동을 즐겼다고 하는데, 그는 아침에 호두 손놀림이 잘 안 되는 날에는 만사에 조심하고 결재도 하지 않았다는 소문이 있었을 정도였다. 또한 손 운동에 쓰이는 딱딱한 호두는 식용도 아니고 흔하지도 않기 때문에 가래보다 값이 비싸다는 사실도 알았다.

정선에서 산 가래를 잃어버린 지 2년 만에 호두 손 운동이 다시 시작되었다. 그 후로 중국에 갈 기회가 있을 때 마음에 맞는 호두를 몇 쌍 샀고 또 중국에 자주 다니는 친한 친구가 좋은 걸로 몇 쌍 사다가 선물로 주었다. 요즈음은 여러 쌍을 펼쳐놓고 기분에 따라 돌아가면서 사용한다. 친구에게 호두에 관한 중국 책도 한 권 얻었다. 종류도 가지가지이고 값도 다양했다. 좋고 나쁜 호두를 구별하는 대강의 방법도 알았다.

내가 손 안에서 호두를 굴리고 있으면 사람들은 무엇이냐고 묻기도 하고, 어디에 좋으냐고 궁금해 하기도 했다. 대개는 씩 웃거나 별다른 이유는 없다고 대답하곤 했다. 그냥 어려서부터 보았던 기억 때문이지 진짜 특별한 이유 없이 시작한 운동인데 하도 여러 사람이 물으니 스스로 '내가 왜 이런 걸 하고 있지?'라는 의문이 생겼다.

돌이켜 생각해보니 호두 손 운동 후 확실하게 좋아진 점이 하나 있다. 신경외과 의사는 현미경을 통해서 뇌수술을 하는데 재빠른 손놀림은 물론이고 떨림 또한 적어야 한다. 그런데 호두를 갖고 장난친 이후로 수술 중 손 떨림이 거의 없어졌다. 손의 근육이 언제든 즉각 대응할 수 있도록 늘 풀려 있기 때문인 듯하다. 이런 이야기를 주위 동료들에게 들려주면 대체로 수긍하는 분위기이다. 그런데 과거에 막연히 생각했던 것처럼 뇌에 좋은 영향은 없을까? 나는 뇌가 활성화된다고 생각했던 근거를 찾고 싶었다.

특정기능을 담당하는 뇌의 부위를 찾기 위해 시행하는 기능적 자기공명영상(Functional MRI)이라는 특수 MRI 검사가 있다. 예를 들어 오른손을 움직이려면 오른손의 움직임을 담당하는 좌측 전두부의 뇌가 활성화되어야 하는데 이를 위해서는 이 부위로 가는 혈류량이 증가해야 한다. 이러한 원리에 입각해서 누운 채로 가만히 있는 상태에서 MRI를 찍은 후 환자에게 오른손을 움직이게 하면서 MRI를 다시 찍는다. 그런 다음 컴퓨터를 이용해서 나중 찍은 영상에서 처음 찍은 영상의 정보를 모두 빼내면 오른손을 움직였기 때문에 혈액량이 증가한 부위를 찾아 낼 수 있다. 따라서 이곳이 오른손의 움직임을 담당하는 뇌의 부위가 된다. 이것이 뇌의 기능을 알아내는 기능적 MRI의 시행방법이다.

마찬가지 방법으로 눈에 빛을 비췄을 때와 그렇지 않을 때의 MRI를 비교하면 시각을 담당하는 부위를 찾을 수 있다. 뿐만 아니라 요즈음은 감정이나 마음의 변화를 관장하는 부위에 대한 검사도 활발하게 이루어지고 있다. 기능적 MRI 검사로 사람의 마음을 속속들이 읽어낼 수 있는 날이 머지않았다.

기능적 MRI를 찍을 때 손가락을 까딱거리는 정도로 눈에 띄게 혈류량이 증가하는데 계속해서 호두를 굴리는 운동으로는 혈류량이 아주 많이 증가할 것은 자명하다. 이로써 막연히 좋다고 추측했던 호두 손 운동의 뇌에 대한 효과가 현대의학에서 증명된 것으로 생각할 수 있지 않을까?

이런 생각을 하게 된 이후로는 호두 손 운동이 더욱 기분이 좋아졌다. 다소 비싸기는 했지만 괜찮다는 품종의 호두도 몇 쌍 더 샀다. 몇몇 친구들한테 호두 손 운동의 장점을 알리고 권해보았으나 아직까지는 같이 하는 이가 없으니 안타깝다. 사람의 뇌를 닮은 호두가 사람의 뇌를 좋게 한다는 이치가 재미있다. 이 글을 쓰는 지금도 나의 왼손은 호두를 굴리고 있다.

환자는 자세한 설명을 원한다

2011년 초부터로 기억된다. 오른쪽 사타구니에 닿는 음낭 부위가 몹시 가려워서 수시로 긁었다. 그래서 그런지 음낭에 조그맣게 피부가 벗겨졌다. 걸으면 까진 피부가 닿으니 아프기도 하고 가렵기도 했다. 전에 사타구니 무좀으로 고생한 적이 있었는데 집에 있던 연고를 바르면 이내 좋아져서 그때도 처음에는 무좀이 재발한 줄 알았다. 하지만 집에 있는 연고를 이것저것 발라보아도 좋아지는 기미가 보이지 않았다. 그렇게 서너 달은 지낸 듯하다. 걸을 때 상처 부위가 닿아서 쓰라리니까 다리를 약간 벌리고 걷는 지경이 되었다. 내 이상한 걸음새에 집사람이 이유를 물었다. 사정을 이야기하니 집사람 말이 내가 자면서도 자꾸 사타구니를 긁는다고 했다. 집사람은 빨리 피부과에 가보라고 했다. 하지만 부위가 부위인지라 남에게 보이기 장피했고 그러다 낫겠지 하는 생각에 피부과 진찰받는 일을 차일피일 미루고 있었다.

그러던 5월 초 어느 날, 병원 꼭대기 층에 있는 교수 식당에서 점심을 먹는데 마침 1년 선배인 피부과 교수와 자리를 함께 했다. 이런저런 이야기를 하다가 선배에게 내 피부 증상을 말했다. 선배는 대개 그런 곳에 생기는 피부 질환은 습진인 경우가 많다며 진료를 해보자고 했다. 선배를 따라 연구실로 가서 바지를 내리고 환부를 보였다. 선배는 돋보기로 병변을 살피더니 약간 굳은 표정을 지으며 대뜸 생검을 해보라고 했다. 이유를 물으니 보통 습진과는 좀 다르고 혹시 '유방외파제트병Extramammary Paget's Disease'이 아닌가 하는 의심이 들어서라고 했다. 의과대학 시절을 포함해서 40년 가까이 의학 공부를 했지만 처음 듣는 병명이었다. 무슨 병이냐고 다시 물으니 "아, 뭐 꼭 그렇다는 건 아니고……. 내일 오후에 피부과 외래로 와요"라고 했다. 뭔가 심상치 않다고 느꼈지만 선배도 아직 확실한 진단이 아니라며 말끝을 흐리니 더 이상 캐묻지는 못했다.

퇴근길에 집사람에게 자초지종을 이야기했다. 병리과 의사이니 나보다 여러 가지 질병에 대하여 잘 알고 있었다. 집사람은 유방외파제트병은 종양이기는 하지만 다른 곳으로는 옮기지 않고 피부 층에만 국한된 병이라고 했다. 주로 여성에게서 유방의 유두 주위에 생기는데 남성의 음낭이나 여성의 외음부에도 발생한다고 했다. 서양인에게는 흔하지만 동양인에게는 흔한 질환은 아니며, 습진이라면 좋겠지만 그 병이라도 크게 걱정할 문제는 아니라고 나를 안심시켰다.

다음 날 집사람과 함께 피부과 외래를 방문해 생검을 받았다. 국소 마취를 하고 시행하니 통증은 전혀 없었다. 나만큼 성질이 급한 집사람이 직접 처리하겠다며 생검 조직을 들고 병리과로 뛰어갔다. 병실에서 환자를 진료하고 있는데 전화가 왔다. 집사람이었다. 다소 실망한 목소리로 예상했던 병이 맞다고 했다. 병변을 보자마자 한눈에 알아본 피부과 선배가 명의였다.

이틀 후 일을 하고 있는데 집사람이 내 방으로 왔다. 치료에 대해 피부과 선배와 상의했다고 했다. 일본에 이 병에 대해 경험이 많은 피부과 교수가 있으니 일본으로 가서 치료하라는 권유를 받았다며 얼굴이 잔뜩 굳어 있었다. 치료방법을 들어보니 병변 부위를 떼어내고 나서 부위가 작으면 그냥 봉합하고 크면 피부 이식을 하는 것이었다. 내 생각에는 우리 병원 성형외과에서 하면 될 수술을 구태여 일본까지 갈 필요가 있을까 싶었다. 잠시 후 우리 부부와 피부과 선배가 다시 만나서 이야기를 했고 결국 우리 병원 성형외과에서 수술하기로 했다. 선배 성형외과 의사는 시원시원했다. "뭐 그런 것 가지고 걱정을 하냐"며 당장 입원해서 수술하라고 했다. 그다음 주에 예정되어 있었던 프랑스 파리에서 열리는 학회 참석을 취소하고 수술을 받기로 했다. 파리에서 열리는 학회는 세계방사선수술학회로 전임 회장인 내가 반드시 참석해야 하는 학회였다. 하지만 건강이 최우선이니 어쩔 수 없는 일이었다.

성공적인 수술을 위해서는 병변 부위를 정확히 정하는 일이 가장 중요했다. 유방외파제트병의 병변은 육안으로는 경계가 분명하지 않기 때문에 수술할 때 절개 면을 수시로 조직 검사로 확인해야 했다. 긴장되기는 했지만 우리 병원의 의료진에 대한 믿음이 있으니 두렵지는 않았다. 드디어 수술 당일이 되었다. 예상대로 수술은 무사히 끝났다.

수술 부위는 아프지 않았는데 출혈 방지와 상처가 벌어지는 것을 막기 위해 음낭 부위가 꽉 조이는 팬티를 입어야 했기 때문에 몹시 불편했다. 또 도뇨관을 끼워놓아서 오줌이 나오는 것 같은 느낌도 불안했다. 수술 다음 날이 되자 도뇨관도 뽑고 병실 내에서라도 걸어 다닐 수 있어서 좀 나아졌다. 수술 후 5일이 지나자 퇴원이 가능할 정도로 상처도 회복되었다. 집사람이 검토한 병리 검사 결과, 절제한 가장자리에서 병변이 발견되지 않아서 수술은 성공적임을 알 수 있었다. 성심껏 수술을 해준 성형외과 선배에게 감사드렸다.

2008년 내시경을 이용한 담낭제거술에 이어서 두 번째로 전신 마취 수술을 받은 셈이었다. 두 번 모두 성공적으로 마무리되어서 너무 다행스러웠다. 담석 때문에 시행한 담낭제거술은 환자인 내가 내용을 잘 알고 있어서 괜찮았다. 하지만 두 번째 수술은 병명 자체가 생소했던 데다 내가 걱정할까 염려해 피부과 선배와 집사람이 주로 상의해서 결정했기에 환자인 나로서는 좀 답답하고 불안했다. 의학을 공부했다는 나도 그 정도였는데 전문적 의학 지식이 없는 일반환자들은 오죽할까. 환자들에게 예후를 포함한 병에 대해 설명하는 일이 얼마나 중요한지 다시 한 번 깨달았다. 요즈음 병원 평가 항목에 환자에게 병에 대한 설명을 충분히 했는가가 중요한 항목이라는 것이 충분히 이해가 되었다.

2008년 수술 때도 그랬지만 스스로 환자가 되어보니 느끼는 점이 많았다. 하지만 그런 감정도 잠깐이었는지 요즈음 외래에서 많은 환자들에게 시달릴 때면 자꾸 질문하는 환자에게 나도 모르게 짜증을 낸다. 그럴 때면 스스로 되뇐다. '내가 그랬던 것처럼 이 환자도 자세한 설명을 원하는 게 당연하다. 환자에게는 자세한 설명이 필요하다!'

You&**Brain**

환자가 바로 스승

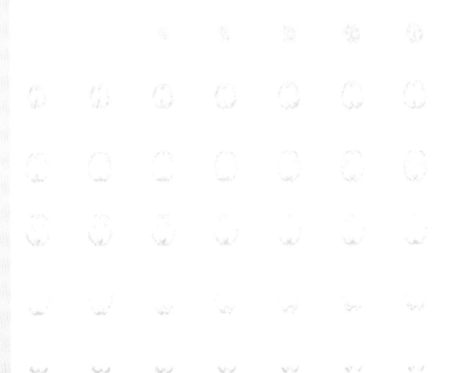

햇병아리 의사 시절, 좌충우돌하며 많은 시행착오를 겪었
다. 진료는 사람을 상대로 하는 행위인지라 자연과학의 법칙처럼
의과대학에서 배운 지식들이 매번 딱딱 들어맞지는 않았다. 또 여
러 가지 현실적인 제약 때문에 원칙을 그대로 지키지 못하는 경우
도 있었다. 이제 신경외과 의사 생활을 시작한 지 30년이 훌쩍 넘
었다. 그동안 생명이 경각에 달린 수많은 뇌병변 환자를 진료했
다. 그중에는 수술이 잘 되어 기쁜 마음으로 퇴원했던 환자, 결과
가 좋지 못해서 의사를 원망했던 환자, 정성스러운 치료에도 끝
내 소생하지 못했던 환자 등등 기억에 남는 환자들이 많다.

　　특히 유명을 달리한 환자들에 대한 기억은 쉽게 지워지지
않는다. 오늘날 이처럼 눈부신 속도로 의학이 발전하고 있는 것
은 컴퓨터를 비롯한 기계공학과 유전학의 발전 등에 힘입은 바가
크다. 그러나 나는 의학의 발전은 기본적으로 환자가 있어서 가
능하다고 생각한다. 의사가 환자와 관련된 모든 경험을 소중히
간직하며 최선을 다하는 가운데 의학은 더 나은 방향으로 발전해
갈 수 있는 것이리라.

아이 뇌가 없어요

1978년, 계절의 여왕이라는 5월에 산부인과로 근무처를 이동했다. 인턴 때는 각 과를 돌아가면서 배움을 쌓기 때문에 달이 바뀌면 근무해야하는 과도 바뀌었다. 당시는 서울대학교병원이 새로운 병원으로 이전하기 직전이어서 기존의 병동을 차례로 허물고 있었다. 병원 전체가 축소 운영되었기 때문에 환자 수가 점점 줄어들고 있었다. 따라서 서울대학교 병원 산부인과에서 분만을 하는 산모가 많지는 않았는데 어느 날 20대 중반의 산모가 출산을 위해 산과 병동에 입원했다.

요즈음은 임신이 의심되는 순간부터 정기적으로 산부인과 병원에 다니면서 검사를 받고, 초음파 검사 등을 통해서 태아의 상태를 정밀 점검하지만 그때만 해도 임신한 후 그냥 지내다가 집에서 출산하거나 혹은 출산예정일이 가까워서야 병원을 찾는 경우가 대부분이었다. 이 산모도 임신 후 사전 점검 없이 지내다가 약간의 산통이 있어서 내원한 경우였다.

간호사가 얼마나 자주 진통이 오는지를 기록하고 담당 전공의는 내진을 통해서 자궁경부의 진행 상황을 점검했다. 인턴은 태아 심장음을 듣는, 나무로 만든 장구같이 생긴 특별한 청진기로 태아의 상태를 점검했다. 입원한 산모도 점검에서는 특이한 이상 징후가 발견되지 않아서 조만간 출산이 이루어질 것으로 예상했다. 하지만 얼마간의 기다림에도 진행이 지지부진하여 담당 전공의는 유도분만을 하기로 결정했다. 그러나 유도분만제 투여에도 불구하고 태아의 머리가 자궁경부를 밀어주지 못했고 따라서 자궁경부도 열리지 않았다. 태아의 머리가 산도産道보다 커서 분만이 진행되지 않는다는 의심이 들어 엑스선을 통해서 태아 머리와 산도의 크기를 측정하기로 했다. 만약 상대적으로 산도가 좁다면 제왕절개를 해야 하는 상황이었다.

산모가 방사선과(현 영상의학과)에 가서 엑스선을 찍은 후 인턴인 내가 방사선과에서 필름을 찾아 전공의에게 전달했다. 그런데 필름을 찾아오면서 살펴보니 이상하게도 산모의 배 속에 태아의 골격은 보이는데 두개골이 보이지 않았다. 전공의에게 필름을 전달하면서 이러한 사실을 알렸다. 알고 보니 태아는 '무뇌증'이라는 희귀한 질환으로 인해 산도로 나올 수 없었던 것이었다. 무뇌증은 심장과 폐를 움직이게 하는 기초적인 기능을 하는 뇌간만이 있을 뿐 그 외의 뇌는 전혀 발달되지 않고 따라서 뇌를 싸고 있는 두개골도 생기지 않는 선천성 질환이다. 태아가 무뇌증이라는 사실이 밝혀지면서 어째서 분만이 제대로 진행되지 않는가 하는 의문이 풀렸다. 산모의 충격을 고려해서 이 사실을 보호자인 남편에게만 알렸다. 아이가 너무 심한 기형이라 태어나도 살기 힘드니 사산되었다고 생각하라고 했다. 천신만고 끝에 질식분만으로 아이를 낳은 산모는 바로 퇴원했고, 무뇌증의 아이는 남겨졌다. 병리과에도 연락이 되어 아이가 사망하면 즉시 부검을 하기로 약속이 되었다.

그런데, 그런데 말이다.

비록 신통치 않은 울음소리이긴 했지만 울음소리까지 내면서 아이가 살아 있었다. 신생아실에서도 받아주지 않은 버림받은 아이는 포대기에 싸인 채 분만실 한쪽 침대를 차지했다. 의학교과서에도 무뇌증 아이는 생존이 힘들기 때문에 적극적인 간호를 하지 않는다고 설명한다. 아이는 서러움을 아는지 모르는지 힘없고 낮은 톤으로 계속해서 울었다. 그 울음소리를 듣노라니 정말 견디기 힘들었다.

때마침 비까지 오기 시작했다. 5월이지만 저녁때는 꽤 서늘해서 포대기에 싸인 아이가 너무 추울 것 같았다. 결국 하룻밤을 꼬박 넘기고 그다음 날 오전에 아이는 숨을 멈췄다. 예정대로 아이는 병리과로 보내졌고, 아무 일도 없었다는 듯 일상은 다시 반복되었다. 이제 막 의사 생활을 시작한 인턴이었지만 아무것도 해줄 수 없었던 그 상황이 너무 안타까웠다.

언제부터인가 우리나라의 출산율이 급격히 떨어지고 있다. 의과대학 시절 인구 증가율을 낮추기 위한 가족계획 과목을 공부했던 일을 생각하면 격세지감을 느낀다. 또한 임신에 대한 일반인들의 인식이 많이 개선되면서 이제 임신 초기부터 정기적인 검진이 일상화되어 있다. 출산율이 줄어들고 임신 후 철저한 관리가 보편화되어 있는 요즘, 30여 년 전의 그 산모와 아이를 떠올리면 의사로서 미안함을 느낀다. 그 산모가 다음에는 건강한 아이를 출산해서 잘 길렀으리라 믿는다.

종교적 신념의 수혈 거부

1978년 6월, 청주도립병원(현 충청북도 청주의료원)으로 파견을 나갔다. 본원에서 3개월 동안의 힘들었던 업무를 마치고 나를 포함한 다섯 명의 인턴은 청주로 향했다. 청주도립병원은 반포고속버스터미널에서 1시간 40분 남짓 걸리는 거리였는데, 고속도로 나들목에서 청주 시내까지 들어가는 길 양쪽의 플라타너스 도로가 인상적이었다.

도립병원 뒤편에는 관사로 쓰는 아파트 2동이 있었는데 그중 1층에 있는 아파트 한 채가 인턴 숙소였다. 가져간 짐을 숙소에 내려놓은 후 인사 차 병원 2층에 있는 원장실에 들렀다. 원장님은 서울대학교 의과대학을 제12회로 졸업한 외과 전문의였다. 원장님에게 인사한 후 병동 스테이션으로 돌아와 업무를 분담했는데 나는 내과에서 근무하기로 결정되었다. 젊은 내과 과장님이 한 명 있었는데 과장님은 일과 내내 외래를 보았고 병실 일은 과장님의 지시를 받아 내가 혼자 처리했다. 파견을 나오면 좀 편할 줄 알았는데 오히려 책임만 더해져 힘들기는 매한가지였다.

과장님이 퇴근하는 6시 이후가 되면 나의 퇴근도 가능했다. 걸어서 숙소로 돌아오면 일하는 아주머니가 숙소를 깨끗이 청소하고 저녁식사도 준비해놓았다. 저녁을 후딱 먹고 나면 우리 인턴들은 누가 먼저랄 것도 없이 으레 시내로 나갔다. 물론 한 명은 남아서 응급실과 병실의 당직을 맡았다. 당시는 전국적으로 밤 12시부터 새벽 4시까지 통행금지가 있던 시절이었는데 충청북도는 야간 통행금지 제외 지역이라 악동들의 시내 유람은 새벽 1~2시까지 계속되곤 했다.

한 보름쯤 지났을까. 돌연 내과 과장님이 개업을 하기 위해 사직했다. 내과에 근무하는 의사는 나 혼자 남게 되었는데 원장님은 나에게 외래도 같이 보라고 했다. 내과 과장님이 워낙 갑자기 사직을 한 데다 6월 중순은 의사들의 통상적인 이동이 있는 시기도 아니어서 원장님도 난감한 모양이었다. 그렇다고 도립병원에서 가장 중요한 내과를 폐쇄할 수도 없는 노릇이었다. 어쩔 수 없이 새파란 20대 중반의 총각이 내과 외래에서 환자들을 맞이했다. 속으로는 겁도 나고 떨렸지만 간호사에게도 내색을 않고 나름대로 침착하게 환자를 대했다.

시간이 흐르면서 자신감도 생기고 말투와 걸음걸이도 인턴의 그것이 아니라 과장의 위엄에 맞게 바뀌는 것 같았다. 내과를 찾는 환자들은 크게 위장병 환자나 간경변 혹은 간암 환자들로 나눌 수 있었다. 각각의 증세에 맞게 검사를 진행하고 약을 처방했다. 그렇게 청주도립병원 내과 과장 직무대리(?)의 업무에 시서히 익숙해졌다.

그러던 어느 날, 여느 때처럼 동료들은 일과 후 시내에 놀러 나갔고, 당직이었던 나는 숙소에서 대기하고 있었다. 저녁 9시쯤 되었을까. 응급실에서 연락이 왔다. 피를 토하는 환자가 왔으니 빨리 나오라는 것이었다. 급히 응급실로 뛰어가니 입가에 피가 묻어 있고 얼굴은 섬뜩하리만큼 하얀 환자가 침대에 누워 있었다. 환자는 응급실에 도착한 후에는 일단 토혈이 멈춘 상태였다.

병력을 청취하고 환자를 진찰해보니 간경변을 앓던 환자가 식도 정맥류 파열로 피를 토한 것이었다. 코를 통해서 튜브를 삽입한 후 차가운 식염수로 세척과 지혈을 실시하는 한편 혈액 검사를 위해서 정맥혈을 채취했다. 주사기로 팔의 정맥에서 피를 뽑았는데 끈적끈적해야 할 피의 점성이 전혀 없었다. 마치 맹물에 빨간 물감을 타 놓은 듯했다. 정상인의 헤모글로빈치가 13~15 정도인데 그 환자는 헤모글로빈치가 5였다. 상상할 수도 없는 수치였고 살아 있다는 자체가 기적이었다.

보호자들에게 빨리 수혈을 하지 않으면 생명이 위험하다고 다급하게 알렸다. 알고 보니 그 환자는 그런 토혈이 과거에도 여러 차례 있었던 모양이었다. 보호자들은 환자의 병세를 잘 이해하고 있었으나 수혈은 하지 않겠다고 했다. 이유인즉 환자와 보호자, 가족이 모두 특정 종교의 신자였는데 종교 신념상 남의 피를 받을 수 없다는 것이었다. 여러 차례 같은 설명을 반복했지만 종교적으로 확고한 신념을 가진 그들을 설득하기란 불가능했다. 하지만 보호자들은 수혈을 완강히 거부하면서도 환자에 대한 걱정으로 불안한 모습은 숨기지 못했다.

숨을 헐떡이는 환자를 바라보았다. 환자의 눈도 나를 바라보고 있었다. 날이 밝자 보호자들은 환자를 데리고 집으로 간다며 응급실을 나섰다.

이후로도 지금까지 의사 생활을 하면서 종교적 이유로 인해 수혈을 거부하는 환자들을 몇 번 만난 적이 있다. 수혈을 받으면 살 수 있는 상황임에도 불구하고 환자와 환자의 가족은 수혈을 거부하고, 그러면 의사는 이러지도 저러지도 못하는 처지가 되고 만다. 최선을 다해서 여러 차례 설득해보지만 환자나 가족들은 완강하다. 어떻게 최대한 출혈을 줄여 수혈 없이 수술을 했다고 해도 수술 후에 수혈을 할 수 없으니 회복이 불가능하다. 그런 환자들을 대할 때면 청주도립병원에서 보았던 환자의 만감이 교차하는 눈빛을 떠올리곤 한다. 다른 사람의 종교적 신념에 대해서 왈가왈부할 수는 없으나 사람의 생명이 우선인 의사로서는 수혈을 거부해서 죽음에 이르는 것이 과연 옳은 일인가 하는 의문이 들지않을 수 없다.

젊은 여성을 문진할 때의 필수 관문

1978년 10월, 인턴으로 외과에서 근무하던 때의 일이다. 어느 여대생이 입원을 했다. 아리따운 젊은 여성 환자인지라 많은 전공의들의 관심을 끌었다. 자꾸 토하고 기운이 없어 부모가 응급실로 데리고 왔다고 했다. 젊은 사람이 이유 없이 토하니 응급으로 수술을 해야 될 상태가 아닌가 하여 외과로 입원한 것이었다.

담당 전공의와 함께 병실로 가서 환자를 진찰했다. 약 일주일 전부터 속이 메슥거리고 토했다는 증상 외에 특이한 병력은 없었고 신체 검사상에서도 이상 소견이 없었다. 응급실에서 찍은 흉부와 복부 엑스선 검사도 정상이었고 혈액 검사, 간기능 검사, 전해질 검사 또한 모두 정상이었다. 인턴이 무엇을 알까마는 언뜻 보기에 중병을 앓는 사람 같지는 않았다. 부모는 잔뜩 긴장한 얼굴로 진찰하는 광경을 지켜보았는데 환자는 의외로 덤덤했다. 전공의도 특별한 이상 소견이 없으니 감이 잡히지 않는 듯 난감한 표정이었다.

위장관 검사를 해보기로 했다. 지금은 위장관 검사방법으로 내시경이 보편화되어 있어서 위내시경, 대장내시경을 쉽게 시행하지만 당시는 내시경보다는 바륨을 먹고 엑스선 사진을 찍는 검사가 보편적이었다. 바륨을 먹거나, 항문으로 넣으면 바륨이 위장관점막을 지나가게 된다. 그 상태에서 엑스선을 찍으면 위장관점막의 바륨이 보인다. 따라서 점막에 이상이 있으면 그 부분의 정상 윤곽이 변형되어 나타나므로 병을 진단할 수가 있다. 위를 보는 상위장관 검사는 과히 힘든 검사가 아니었지만 대장 검사는 용이한 검사가 아니었다. 특히 미혼의 젊은 여성 환자에게는 상당한 부담이 되는 검사였으므로 먼저 부모에게 동의를 구했다. 병의 원인을 밝히기 위해서 꼭 필요한 검사라는 설명에 부모가 검사를 승낙했다. 하지만 위장관 검사 결과도 모두 정상이었다.

환자의 부모는 동요하기 시작했다. 국내 최고라는 병원에서 며칠 동안 시키는 대로 다했는데도 병명을 못 찾아낸다니 말이 되는 소리냐는 것이었다. 지금 생각해보면 부모로서 당연한 항의였다. 하지만 당시에는 우리로서는 할 것 다했는데 어쩌란 말이냐 하는 다소 억울한 생각이 들었다. 교수님의 질책도 이어졌다. 확실한 판단을 내려야지 병명도 밝혀내지 못하고 시간만 끈다는 이유였다. 그런 상황에서 전공의는 샌드위치처럼 양쪽에 끼인 죄인 아닌 죄인 신세가 된다. 당시 나는 인턴이었기에 전공의처럼 비난이 바로 떨어지는 자리는 아니었지만 담당 전공의는 괴로워 죽을 지경이었다. 적을 알면 무찌를 방도를 생각해볼 텐데 병명을 모르니 속수무책이었다. 그사이에도 환자의 증상은 그칠 줄을 몰랐고 부모들은 더욱 신경이 날카로워지고 있었다.

지금은 피 검사, 소변 검사 등의 기본적인 검사는 모두 1~2시간이면 끝나 컴퓨터 화면에서 결과 확인이 가능하지만 1970년대 말에는 그렇지 못했다. 비교적 간단한 검사도 아침에 의뢰하면 오후 늦게 결과가 나왔다. 인턴의 중요한 일과 중의 하나가 저녁 회진시간 전에 방사선과(현 영상의학과)에 가서 엑스선 필름과 판독지를, 임상병리과(현 진단검사의학과)에서 검사 결과지를 찾아오는 일이었다. 결과지를 찾아오면서 무심코 그 환자의 검사 결과를 보았는데 임신 양성반응이 나온 것을 확인했다. 제일 먼저 담당 전공의에게 그 사실을 알렸다. 전공의의 얼굴에는 득의의 미소가 떠올랐다. '맞았구나!' 하는 표정이었다. 환자의 구토는 임신 때문에 생긴 입덧이었다.

그 환자의 임신 검사를 하게 된 경과는 이러했다. 전공의는 모든 검사가 음성으로 나오자 혹시 임신이 아닌지 의심했다. 하지만 처음 진찰할 때부터 병실을 방문할 때마다 줄곧 부모가 버티고 있으니 젊은 남성 의사가 환자에게 월경이나 성관계 여부를 물어보기가 쉽지 않았다. 의과대학 시절 수업에서는 젊은 여성을 문진할 때는 반드시 여성 관련 병력을 물어야 한다고 배웠으나 젊은 남성 의사들에게 그 질문이 쉽지 않다. 교수님과 환자의 부모 사이에서 고역을 치르던 전공의는 어느 날 부모를 모두 내보낸 상태에서 작심하고 환자에게 병력을 물어 성관계 사실을 알아냈다. 환자가 입원한 병실이 1인실이어서 다행이었다. 곧이어 임신 여부에 대한 검사를 의뢰했고 예상은 적중했다.

회진하기 전 간호사실에 모인 전공의들은 웃으며 쾌재를 불렀다. 드디어 정확한 진단이 나온 것에 대한 환호였다. 생각해보니 쾌재를 부를 일은 아닌 것 같기도 했지만 아무튼 그 당시 분위기는 그랬다. 결과를 담당 전공의가 은밀하게 부모에게 알렸다. 부모는 크게 낙담하는 표정이었다고 했다. 창피한 마음도 있었으리라. 왜 환자가 부모에게 미리 이야기하지 않고 병원까지 따라왔는지는 아직도 수수께끼이다. 어린 나이여서 자신도 임신인지 몰랐을 수도 있고 아니면 차마 부모에게 알리지 못하고 울며 겨자 먹기로 따라왔을 수도 있다. 하여튼 딱한 일이었다. 잠시 후에 수석 전공의가 와서 저녁 회진을 시작했다. 그 환자가 입원했던 병실에 가보니 벌써 퇴원해서 1인용 병실이 텅 비어 있었다. 의사로서의 임무가 끝났다는 안도보다 그 후에 그 가족에게 어떤 일이 벌여졌을까 하는 걱정이 앞섰다.

선생, 겁나게 출세했소

공식적으로 신경외과 전공의의 업무를 시작한 것은 1979년 3월 1일부터였다. 하지만 실제로는 인턴의 신분으로 그해 1월 마지막 날부터 서울대학교병원 신경외과에서 일을 시작했다. 당시는 현재 서울대학교병원으로 사용하고 있는 건물이 거의 완성되어 입주하기 직전이었다. 따라서 이전의 의과대학병원 건물에는 응급실도 폐쇄되었고 병실도 축소 운영되고 있었다.

3월이 되자 새 병원으로의 이사가 시작되었다. 약 일주일 정도는 수술복을 작업복 삼아 환자를 이동시키고 집기를 옮기는 작업을 도왔다. 신축병원에서의 전공의 생활은 이전 건물에서의 생활과 비교했을 때 일류호텔에서의 생활에 가까웠다. 깔끔한 이층 침대에 냉온수가 24시간 나오는 개별 샤워장이 있어서 생활 환경은 만점이었다. 그러나 기쁨도 잠시, 본격적으로 응급실과 병실이 가동되면서 얼마 지나지 않아 병실은 만원이 되었고 신경외과 전공의의 고달픈 생활도 본격적으로 시작되었다. 그렇지만 어려운 가운데서도 즐거운 일들은 있었다.

1년차 전공의였던 1979년 여름, 나이가 마흔가량인 남성 환자가 입원했다. 뇌압 상승 때문으로 생각되는 두통과 구토를 주 증상으로 호소했는데 심한 소뇌 증상을 동반하고 있었다. 고향이 전라남도 해안 지방으로 한눈에 보기에도 살림이 넉넉한 환자는 아니었다. 뇌 혈관조영술, 뇌실촬영술 등을 통하여 환자의 병명은 제4뇌실내 유구낭충증으로 진단되었다.

돼지고기를 즐겨 먹는 일부 지역에서는 돼지고기를 날로 먹기도 한다. 그런데 돼지에는 촌충이 기생한다는 것이 문제이다. 사람이 돼지고기를 날로 먹을 때 촌충알이 몸으로 들어가 촌충의 유충인 유구낭충이 병을 유발할 수 있다. 이 벌레는 간혹 뇌까지 침범하기도 한다. 환자는 유구낭충이 제4뇌실을 침범한 상태였다. 치료를 하지 않으면 사망하지만 수술을 통해서 벌레만 제거하면 완치될 수 있는 병이었다. 교수님의 지시에 따라 환자에게 수술을 권했다.

"기생충이 뇌를 침범했어요. 하지만 수술을 받으면 완치될 수 있습니다."

"아이고, 수술을 받으려면 돈이 허벌나게 들 텐데요. 나는 수술 안 합니다."

"무슨 말씀이에요. 수술 안 하면 죽습니다."

"아따, 나 혼자 죽는 게 낫지. 나 하나 살리고 식구들 다 죽일 순 없소."

"빨리 완치되서 식구들을 부양하셔야죠."

같은 내용의 대화가 한참 반복되었지만 이야기는 한 치도 진진이 없었다. 당시 20대 중반이었던 나는 환자가 참으로 딱하다는 생각이 떠나지 않았다. 어찌 도울 방법이 없을까 궁리하던 끝에 한 가지 방법이 떠올랐다. 당시 서울대학교병원에는 '관비'라는 제도가 있었다. 교육적인 가치가 있는 희귀한 질병을 가진 환자가 치료비를 감당하기 어려울 때 병원에서 치료비를 면제해주고 치료과정을 교육에 활용하는 제도였다. 사실 이 환자는 교육적인 가치가 높은 희소병은 아니었지만 어찌어찌 이야기를 잘하면 될 것 같아서 과장님을 설득하고 결국 부원장님 결재까지 얻었다. 너무 기뻐서 환자에게 그 소식을 알렸고 수술 날짜를 곧 잡을 것이라고 말해주었다.

그런데 그다음 날 회진시간, 환자는 "다 죽게 된 놈을 치료도 안 해준다"면서 소란을 피우는 것이 아닌가. 윗분으로부터 "환자가 왜 저렇게 난리를 피우게 하느냐"는 핀잔까지 들으니 정말 속이 제대로 상했다. 나로서는 환자를 살리기 위해 최선을 다했는데 좋은 소리를 듣지 못하니 억울하기도 했다.

드디어 수술 일정을 잡아 수술에 들어갔다. 마취를 하고 난 후 환자를 비스듬히 앉히고 후두부를 절개했다. 나는 제2조수로 수술에 참여했는데 경막을 열고 소뇌를 양쪽으로 젖히면서 제4뇌실을 찾아 무사히 기생충을 제거했다. 수술은 대성공이었고 환자는 잘 회복되어 퇴원을 앞두게 되었다. 병실에서 환자를 볼 때마다 잘 나아준 것이 고맙기도 했지만 수술 전에 나를 골탕 먹인 것을 생각하면 괘씸하기 짝이 없었다. 환자는 수술 후에는 득의의 표정을 지으며 싱글싱글 웃기만 할 뿐 고맙다거나 미안하다는 인사도 한마디 없었다.

"이제 퇴원하셔도 됩니다."

"진짜로 집에 가도 됩니까? 이제 아무 탈 없는 거지요?"

"글쎄, 완쾌되었다니까요."

"무슨 문제가 또 생기면 책임질 거지요?"

"앞으로는 돼지고기를 날로 먹지 마세요."

"어이, 젊은 양반. 잠깐 나 좀 보면 좋겠소."

환자는 6인용 병실 맞은편에 있는 환자용 목욕탕으로 나를 끌고 들어갔다. 그리고는 부스럭거리며 신문지에 싼 무언가를 꺼내 나에게 건넸다. 당직실에 돌아와서 펴보니 '한산도'라는 담배 두 갑이었다. 재미있기도 하고 우습기도 해 혼자 한참을 웃었다.

그로부터 15년쯤 흐른 어느 날, 외래 진료 시간이었다. 당시 나는 모교의 교수로 재직하고 있었다.

"다음 환자 들어오시지요."

"혹시 나 모르겠소?"

"아, 전라도에서 온⋯⋯?"

"맞소, 허허허. 수술받은 지 오래 되었고 나이도 있고 해서 진찰 좀 받아보면 어떨까 해서 왔소이다."

"그동안 어떻게 지내셨습니까? 별일 없었지요?"

"아따, 이제는 그래도 살 만합니다. MRI 한번 찍어보면 좋겠어서 왔소."

"그러시지요. 반갑습니다."

"그런데 선생, 여기 앉아 있는 것을 보니 겁나게 출세했소."

15년 전 생명이 오락가락하던 중에도 자기 때문에 야단맞는 비쩍 마른 전공의가 불쌍해 보여서 기억에 남았던 모양이었다. 졸지에 '겁나게 출세한'(?) 인물이 된 나는 15년 만에 재회한 그 환자 덕분에 '한산도' 담배를 떠올리며 다시 한 번 한참 웃을 수 있었다.

---

* 이 글의 일부는 『임상의학과 나의 삶』(권이혁 지음, 신광출판사, 2010년)에 게재된 내용이다.

머리가 붙은 쌍둥이

　아직은 3년차 전공의였지만 '치프'라고 불리면서 좀 우쭐해서 환자 진료를 하던 1981년 초겨울이었다. 진료 의뢰가 와서 교수님을 따라 소아과(현 소아청소년과)를 방문했다. 진료 의뢰서에 있는 내용을 보면 대강 환자의 상태가 어떤지 짐작을 할 수 있는데 그때만큼은 환자의 상태가 상상이 되지 않았다. 드디어 신생아실에서 직접 환자를 보는 순간 긴장하지 않을 수 없었다.

　경기도의 어느 도시에 있는 개인 산부인과의원에서 제왕절개로 그날 출생한 쌍생아였는데 머리가 붙은 채로 태어난 아이들이었다. 부모는 산부인과 의사 선생님의 권유로 급히 아이들을 데리고 서울대학교병원으로 왔다. 아이들은 신생아실에 입원했고 향후 처치를 위해서 신경외과와 상의하게 된 것이었다.

　쌍생아는 모두 여자 아이였으며 머리의 정수리 근처가 약 140도의 각도를 이루며 넓게 붙은 '두부유착 중복아'였다. 합친 두 아이의 몸무게는 4.75킬로그램이었고 움직임은 정상 범위였으며 자극에 대해서는 서로 독립적으로 반응했다. 어머니의 나이는 32세였고 임신 중 특이한 사항은 없었는데 임신 38주일째 쌍생아인 관계로 제왕절개로 분만을 하게 되었다고 했다. 자세히 보니 몸의 크기가 똑같지는 않았다. 한 아이는 언청이 기형을 가졌지만 몸집이 실한 편이었고, 다른 아이는 몸집도 작고 움직임도 덜 활발했다.

나는 물론이고 교수님조차도 두부유착 중복아는 처음이었기 때문에 구체적인 치료 방침에 대해서는 별다른 대책을 세울 수 없었다. 편의상 좌측의 큰 아이를 A, 우측의 아이를 B로 부르기로 했다. 붙은 머리를 분리하는 것이 이론상 치료의 원칙이겠으나 사실 2010년대인 현재의 의술로도 쉽지 않은 일이다. 우리나라에서는 아직까지 수술 성공예가 보고된 적이 없고 가끔 해외토픽에 두부유착 중복아를 성공리에 분리했다는 기사가 실리는 정도이다. 붙어 있는 부위가 광범위하고 또 아이들이 너무 어리기 때문에 일단 어느 정도까지는 자라기를 기다리면서 검사를 진행하기로 했다.

엑스선 검사상 두 아이의 두개골이 붙어 있었다. 붙어 있는 부위가 정맥동이라고 하는 매우 큰 정맥이 지나가는 자리여서 정확한 상태 파악을 위해 뇌 혈관조영술을 시행했다. 검사 결과 안타깝게도 정맥동 또한 두 아이가 공유하고 있었다. 또한 검사 시 A에게 주입한 조영제의 음영이 B의 신상에서 관찰되어 혈액이 서로 섞이는 것도 알 수 있었다. CT를 해보면 내부 상황을 조금 더 자세히 알 수 있었겠지만 아이가 각도를 이루며 비스듬히 붙어 있는 관계로 CT가 불가능했다.

그런 검사들이 진행되는 중에 아이들의 부모는 친권을 포기했다. 향후 치료를 포함한 모든 권리와 의무를 전적으로 병원에 맡기고 집으로 간 후 연락이 두절되었다. 따라서 입원비, 검사비는 물론이고 양육비까지 병원이 부담하게 되었다.

아이들은 신생아실에서 동냥젖을 먹고 주위 사람들의 도움으로 옷도 얻어 입으며 의사와 간호사들의 극진한 보살핌 속에서 자랐다. 간호사들이 조촐하게 백일잔치도 해주었다고 들었다. 아이들은 그렇게 자라고 있었지만 신경외과의 고민은 깊어만 갔다. 솔직한 이야기로 당시의 의술로 그런 상태의 아이들을 분리 수술해서 살리기란 대단히 어려운 일이었다. 아이들의 몸무게는 늘어 약 7.5킬로그램이 되었고 자꾸 더 귀여워졌다.

그런데 한 아이에게서 문제가 발생했다. 역시 처음부터 약해보였던 B의 상태가 나빠진 것이었다. B는 빈혈 및 울혈성 심부전의 증상을 보이기 시작했다. 신경외과와 소아과가 머리를 맞대고 의견을 나누며 고민을 거듭했다. 그 자리에 있던 한 교수님은 현재의 기술로는 두 명을 모두 살리기 힘든 만큼 한 명을 희생시키는 한이 있더라도 한 명은 살리자는 의견을 냈다. 상당히 현실적인 제안이었다. 하지만 아이들을 담당했던 신경외과 교수님은 반대 의견을 냈다. 만약 희생시킨다면 당연히 B여야 하는데 누가 B의 생명을 희생시킬 수 있는 권한을 가졌냐는 것이었다. 윤리적으로 볼 때 당연한 말이었다. 하지만 현실적으로 상태가 악화되어가는 B를 과연 어떠한 방법으로 살릴 수 있을까 싶었다. 속수무책으로 죽어가는 아이를 바라만 보고 있을 뿐 아무도 적극적으로 나서지 못했다. 갑론을박 중에 시간만 흘러갔다. 요즈음이라면 필요할 때 병원 내에서 임시로 구성하는 윤리위원회 같은 기구에 자문을 구해볼 수 있지 않았을까 하는 생각이 든다.

기구한 운명의 아이들이 출생한 지 181일째 되는 날 아침이었다. 상태가 심상치 않았던 B의 호흡이 정지되었다. 가능한 응급처치를 해서 일단 숨은 쉬고 있었으나 영 가망이 없었다. 신경외과에서는 응급수술을 위해서 만반의 준비를 했다. 그런 중에 A의 상태 또한 서서히 나빠졌다. 의료진들의 피나는 노력에도 불구하고 오후 9시 결국 B가 사망했다.

이제는 더 이상 망설일 수 없었다. B가 사망했으니 A를 살리기 위해서 B를 떼어내는 일이 윤리적으로도 문제되지 않았다. 긴장 속에 수술이 시작되었다. 피부 확보를 위해서 성형외과 교수님의 도움을 받았다. 숨 막히는 시간이 얼마나 흘렀을까. 죽은 B와 공유했던 정맥동을 절개하면서 A는 상당량의 출혈을 하게 되었다. 여러 사람의 노력에도 불구하고 A 역시 수술 중 사망하고 말았다. 침묵의 시간이 흐르고 많은 사람의 애도 속에 A와 B는 병리과 부검실로 옮겨졌다. 해부학적 구조의 검사를 위해서였다.

A와 B의 수술이 있었던 그다음 날 아침, 신경외과 분위기는 매우 침울했다. 모두들 전날의 응급수술 때문에 잠을 못 잔 탓도 있었지만 뻥 뚫린 것 같은 마음의 상처가 더 컸다. '치프'라며 우쭐했던 나의 어깨도 많이 가라앉았다. 며칠 후 신경외과와 소아과 합동으로 회의를 열어 두부유착 중복아의 증례에 대해 자세히 논의했으나 역시 명쾌한 결론에 이르지 못했다. 200일도 채 살지 못하고 세상을 떠난 아이들의 명복을 빌었다. 아이들이 처음 입원했을 때 듣기로 아이들의 부모는 아들을 바랐다고 했다. 소원대로 튼튼한 남자 아이를 낳아서 잘 기르고 있기를 바랄 뿐이다.

경상대학교병원에서 만난 어느 노부부

2013년 현재 우리나라에는 총 41개의 의과대학이 있다. 인구 5천만 명이 조금 넘는 나라에서 매년 3천 명이 넘는 의사가 배출되는데 이것이 적정 수준인가에 대해서는 아직도 많은 논란이 있다. 최근 10년간은 총 인구 비율에 비해 의사가 너무 많지 않으냐는 의료계의 의견 때문에 신설된 의과대학은 없다.

내가 신경외과 전문의를 취득한 후 군복무를 마치고 취직을 할 무렵인 1986년도는 신설 의과대학이 우후죽순으로 생겨나던 시절이었다. 사립대학은 물론이고 도道에 한 개씩 있어야 한다며 지방 국립대학교에도 의과대학이 속속 설립되던 때였다. 제대가 가까워졌을 때 취업 문제 때문에 주임교수님을 찾아갔는데 뜻밖에 진주에 있는 신설 국립경상대학교 의과대학에서 신경외과교실을 창설하라는 권유를 받았다. 지방으로 가기는 싫었지만 몇 년만 있으라는 교수님의 말을 뿌리치기가 어려웠다.

결국 1986년부터 1990년 2월까지 약 4년간 진주의 경상대학교 의과대학에서 근무하게 되었다. 혼자서 신경외과 창설을 주도한다는 것이 보통 일이 아니었고, 서울을 왔다 갔다 하면서 생활해야 했기에 개인적으로도 몹시 힘들었다. 하지만 지금 생각해보면 한 대학교 의과대학의 신경외과를 창설했다는 사실은 내 인생의 보람된 사건이기도 하다.

신설된 신경외과였기에 혼자서 외래와 병실은 물론이고 수술까지 도맡았다. 그러던 어느 날, 연세가 여든이 넘은 한 할아버지가 신경외과에 입원했다. 잘 아는 친구의 친척 어른으로 병명은 뇌경색이었다. 뇌경색이라고 함은 뇌졸중의 한 가지로 뇌로 가는 혈관이 막혀 일부 뇌조직이 망가지는 것을 뜻한다. 환자는 의식이 명료하지 못해서 대화가 되지 않았고 우측 팔다리에 심한 마비가 있었다. 뇌 CT에서 좌측 뇌반구에 광범위한 뇌경색 소견이 있었다. 상당기간 혼수상태가 지속되리라 예상되어 기관지 절개를 비롯한 적극적인 치료가 요구되는 상태였으나 가족들은 환자에게 더 이상 고통을 드리고 싶지 않다며 보존적인 치료만을 요구했다.

부인인 할머니가 환자 옆을 지키면서 병간호를 했는데 얼굴을 익히면서 친해졌다. 시간이 흐르면서 환자가 쓰러지게 된 사연도 알게 되었다.

"큰손자 놈이 고등학교 3학년인데 이번에 대학을 가게 됐어요. 큰아들이 일찍 세상을 떠서 우리가 그동안 쭉 그 집안 살림을 도와주었는데 글쎄, 손자 놈은 한사코 서울로 유학을 가겠다고 하는 겁니다."

"손자가 공부를 잘 했나 보군요. 기특한 것 아닌가요?"

"신생, 모르는 말 마소. 우리 같은 노인네가 무슨 돈이 있겠소. 할배가 손자 놈에게 경상대학교도 좋은 대학이고, 또 우리 형편으로 서울 유학은 감당하기 어렵다고 타일렀지."

할아버지의 말을 듣던 손자는 이내 얼굴이 벌게지면서 벌떡 일어나더니 방문을 박차고 나가버렸다. 할아버지는 손자를 부르면서 급히 일어나 뒤를 따라나가다가 그만 쓰러졌다는 것이었다.

노부부에게는 각별히 사랑하고 아꼈던 큰아들이 있었다. 큰아들은 좋은 직장에 취직해 결혼도 하고 행복하게 살고 있었다. 그런데 큰며느리가 계를 하다가 잘못되었고, 결국 큰아들의 월급까지 차압당하는 지경에 이르렀다. 큰아들은 괴로움에 못 이겨 강에 몸을 던져 스스로 목숨을 끊었고 큰며느리는 시부모에게 용서받지 못할 처지가 되고 말았다. 하지만 노부부는 빡빡한 살림에도 경제적으로 어려운 큰며느리와 손주들을 돌보아주었는데 대학 진학 때문에 그런 문제가 생긴 것이었다.

결국 할아버지는 끝내 회복하지 못하고 임종을 맞았다. 텔레비전 드라마를 보면 긴박한 상황에서 사람이 충격으로 쓰러지는 장면이 종종 나온다. 신경외과 의사인 나도 젊었을 때는 그런 상황은 연극에서나 볼 수 있다고 생각했다. 하지만 정신적 충격이 곧바로 뇌졸중으로 연결되는 상황을 직접 경험하고 보니 정신적인 충격이 얼마나 치명적인가를 깨닫게 되었다. 특히 연세 드신 분에게 정신적 충격은 매우 강력한 뇌졸중의 유발인자가 된다.

손자는 어린 마음에 좀 더 나은 곳에서 공부하고 싶은 욕심으로 그랬겠지만 할아버지가 쓰러졌고 결국은 죽음을 맞게 되었으니 참으로 안타까운 일이었다. 그 후 얼마 지나지 않아서 할머니도 간암으로 입원했다. 서울대학교병원으로 자리를 옮기면서 마지막으로 병실에서 할머니를 만났는데 씩씩하던 기상은 간 곳 없고 황달 때문에 몸이 온통 노래져서 힘없는 모습이었다. 그런 중에도 영전을 축하한다며 내 손을 꼭 잡아주었다. 상경한 후 소식은 듣지 못했지만 지난 일을 교훈 삼아서 할아버지의 손자가 사람의 마음을 헤아리는 훌륭한 사람이 되었으리라 믿고 싶다.

맨땅에 헤딩하기

국립경상대학교 의과대학의 조교수로 근무했던 1980년대 후반의 일이다. 5월의 어느 토요일 아침이었는데 오전 10시쯤, 응급실에서 전화로 호출이 왔다. 전공의 없이 혼자서 신경외과를 담당하던 때여서 응급실에서 콜이 오면 직접 가야 했다. 젊은 남성이 침대에 누워 있었고 친구인 듯한 사람들이 침대를 둘러싸고 있었다. 친구들은 모두 흥분해 있었다.

일행은 경상대학교 학생들로, 함께 모여 농구를 즐기다가 더워져서 근처에 있는 수영장으로 몰려갔다. 더운 김에 급히 옷을 벗고 물속으로 다이빙을 했다. 아직 일러서 수영장을 개장할 철은 아니었다. 아마도 닥쳐올 여름을 준비하려고 물을 조금만 채워넣은 상태였던 모양이었다. 그런데 일행 가운데 가장 먼저 멋있게 다이빙을 한 친구가 왠지 이상했다. 물속에서 움직이지 못하고 그냥 잠겨 있는 것이 아닌가. 황급히 친구들이 달려들어 꺼내보니 사지가 마비되어 있었다. 양쪽 손목과 손가락 정도만 까딱일 수 있었다. 수영장의 물이 많지 않아 맨땅에 헤딩을 한 셈이었다. 겁을 잔뜩 먹은 친구들이 움직이지 못하는 친구를 업고 응급실로 급히 온 것이었다.

환자의 앞이마는 벌겋게 피부가 벗겨져 있었다. 의식은 명료했고, 말도 잘 했다. 사지를 움직여보라고 시켰다. 다리는 전혀 움직이지 못했고,

어깨 부분은 으쓱 할 수 있는 정도, 팔꿈치와 팔목은 힘겹게 겨우 움직였다. 장갑을 끼고 항문에 손가락을 넣어보니 항문 괄약근에 힘이 전혀 없었다. 망치로 사지를 두드려보니 건반사 또한 나타나지 않았다. 목뼈가 부러진 것이 확실했다. 그럴 경우 부러진 목뼈와 척수에 더 이상의 손상이 가지 않게 해야 했다.

널빤지를 가져오게 해서 조심스럽게 환자의 아래로 밀어 넣어 환자를 옮길 때 추가 손상이 일어나지 않도록 조치했다. 목의 엑스선 사진을 찍었다. 예상했던 대로 경추 6번과 7번 사이가 어긋나 있었다. 지금 같으면 응급으로 어긋난 뼈를 맞추고 고정하는 기구를 뼈에 박는 수술을 해야 한다. 하지만 1980년대 말에는 이런 수술이 개발되지 않았다.

반원형의 끝이 뾰족한 집게같이 생긴 기구를 머리뼈 양쪽 옆면에 박고 누워 있는 환자 위쪽에서 기구에 연결된 줄에 추를 걸어 목을 당겨 뼈를 맞추기 시작했다. 갑자기 너무 많이 당기면 목이 늘어나서 척수에 손상이 가기 때문에 처음에는 15파운드(1파운드는 약 0.45킬로그램)의 추를 매달아 당기기 시작했다. 목뼈가 어긋났으니 부러진 뼈를 맞출 때처럼 잡아당겨 제자리로 돌아가게 하는 방식이었다. 15파운드를 걸고 환자에게 물으니 견딜 만하다고 했다. 5파운드를 더 얹고 나서 엑스선 사진을 찍었다. 어긋난 상태 그대로였다. 다시 5파운드를 더했다. 엑스선 사진을 찍었다. 그대로였다. 이런 식으로 점차 무게 추를 올렸는데 결국 약 50파운드를 걸고 나서야 어긋난 뼈가 제자리로 돌아왔다. 환자는 무게 때문에 꽤 힘들어 했지만 잘 견뎌냈다. 이제는 거꾸로 무게 추를 빼내면서 최소한의 무게에서 제자리로 돌아온 뼈가 다시 어긋나지 않게 해야 했다. 맞출 때와 반대로 5파운드씩 줄여가면서 엑스선 사진을 찍었다. 결국 30파운드의 무게를 유지하기로 결정했다.

환자는 목뼈가 다시 어긋나지 않게 추를 매단 채로 10~12주를 기다려야 했다. 환자를 특수하게 제작된 침대로 옮겼다. '터닝 프레임Turning Frame'이라고 하는 침대였다. 침대 양쪽 끝은 짧은 쇠막대기가 달려 있고 이 막대기는 침대 프레임의 정중앙에 세워진 쇠기둥에 연결되어 있다. 즉 환자가 누워 있는 매트리스가 침대 프레임의 중앙에 있는 기둥에 연결되어 공중에 떠 있는 것이다. 환자의 자세를 바꿀 때는 똑같이 생긴 매트리스를 환자의 몸 위에 대고 환자 아래 위의 매트리스를 환자와 함께 꽁꽁 묶는다. 환자는 매트리스 사이에 낀 샌드위치가 된다. 매트리스 양쪽 끝의 쇠막대기의 고정을 풀고 묶여진 매트리스를 180도 돌린다. 쇠막대기를 다시 고정하고 묶은 끈을 풀고 나서 환자의 등 쪽 매트리스를 떼어내면 환자는 엎드린 자세가 된다. 욕창을 방지하기 위해서는 2~4시간에 한 번씩 그런 요령으로 자세를 바꿔줘야 했다. 매트리스는 머리와 엉덩이 부분에 구멍이 있어 식사와 용변을 해결할 수 있다. 인턴, 간호사와 환자 보호자에게 '터닝 프레임' 침대의 사용법을 교육시켰다.

그다음 날 아침, 병실에서 환사를 진찰했다. 환자의 기분도 진날보다 훨씬 좋아졌고 사지의 움직임도 약간 호전되었다. 건반사도 나타났고, 항문에도 어느 정도 힘이 들어가니 시간이 지나면 증세 호전을 기대할 수 있었다.

경추 손상 환자를 진찰할 때 주의해야 할 점이 또 있다. 바로 호흡이다. 호흡은 횡경막과 늑골에 붙은 근육들의 움직임으로 이루어진다. 그런데 늑골간 근육은 해당 부위의 흉추부 늑골간신경에서 관장하므로 경추가 손상되면 작동하지 않는다. 따라서 경추 손상 환자는 횡경막의 움직임만으로 호흡한다. 그런데 경추 4번 이상에 손상이 생기면 횡경막을 움직이는 신경마저 마비되기 때문에 숨을 쉴 수 없다. 경추 4번 이상 손상 환자는 물론이고 경추 손상 환자에서 호흡 관리는 그래서 매우 중요하다.

또 하나 주의할 점은 혈압 관리이다. 척추 옆에는 교감신경과 부교감신경이 있는데 이들은 혈관의 수축 이완 기능도 담당한다. 따라서 혈관이 이완된 상태에서 그대로 있으면 피가 몰려 순환하지 못하기 때문에 혈압이 떨어지는 경우가 있어 충분한 수액을 공급해야 한다.

환자는 호흡도 혈압도 정상이었다. 간호사나 환자 보호자가 협심해서 관리를 잘했다. 혈기왕성한 젊은 친구였지만 12주를 잘 견뎌냈다. 위축된 근육을 회복시키기 위해 재활의학과로 환자를 옮겼다. 얼마 후 환자는 걸어서 내 방으로 와 퇴원인사를 했다. 나중에 복학했다는 소식도 전해 들었다.

더 이상 숨죽이고 살지 않아도 되는 병

1988년부터 15년 동안 살았던 서울의 아파트 입구에는 지하 1층, 지상 2층의 조그만 상가 건물이 있었다. 그 상가에는 빵가게, 부동산중개소, 문방구, 슈퍼마켓, 과일가게, 그리고 비디오가게 등이 있었다. 올림픽 열기로 온 나라가 들떴던 해에 입주해서 두 아이들을 키운 곳이라 지금도 눈에 선한 추억의 장소이다. 퇴근길에 국거리나 과일을 사려고 들리면 가게 주인들이 정답게 알은체를 해주던 정이 넘치는 곳이었다. 지하층 중앙에 쪼그리고 앉아 여러 가게 주인들이 함께 저녁식사를 하는 광경도 자주 보았다.

주인들끼리 서로 그렇게 화목했던 상가였는데, 유독 비디오가게 주인만 같이 어울리지 못하는 것 같았다. 비디오가게 주인은 나이가 한 스물다섯쯤 되었을까. 아주 착하게 생긴 청년이었다. 지금은 개봉이 끝난 보고 싶은 영화가 있으면 인터넷에서 내려받아서 볼 수 있지만 당시만 해도 동네 비디오가게에서 빌려보는 비디오가 최고 인기였다. 나 또한 그 가게에서 아이들에게 보여줄 비디오를 종종 빌렸다. 젊은 주인은 착했지만 가끔 복잡하지도 않은 비디오 대출 업무를 빨리빨리 처리하지 못해서 답답하기도 했다. 본인 말이 가게는 스스로 자립하라고 부모님이 차려주었다고 했다.

어느 일요일 오후, 아이들이 빌려보았던 비디오를 반납하고 새로 들어온 비디오도 하나 빌릴 요량으로 상가에 들렀다. 비디오가게 문은 열려 있는데 청년이 보이지 않았다. 잠깐 화장실에 갔나 했는데 아무리 기다려도 오지 않았다. 마침 옆집의 분식점 아주머니가 지나가기에 물었더니 갑자기 심한 간질 발작이 일어나 급히 병원으로 갔다고 했다.

이야기를 들어보니 청년은 어려서부터 간질이 있어서 항경련제를 먹고 있었다. 그래서 사회생활에 적응을 못하고 젊은 나이에 지하상가에서 비디오 가게를 하게 되었다고 했다. 가끔 간질 발작이 일어났는데 발작이 지나고 나면 기운이 빠져 정신 나간 사람처럼 앉아 있곤 했다는 것이었다. 병이 있는 사람에게 일 처리가 답답하다고 짜증을 냈으니 후회막급이었다. 그 일 후로는 다시 청년을 만나지 못했고 비디오가게도 더 이상 문을 열지 않았다.

고대 그리스인들은 간질을 신이 인간의 몸에 들어온 것이라고 생각해서 신성한 병으로 여긴 적도 있다지만 대체로 간질은 좋지 않은 병으로 여겨졌다. 우리나라에서는 '지랄병'이라고 부르기도 했으며 자고로 '지랄한다'라는 말은 심한 욕으로 쓰인다. 현대의학이 밝혀낸 바에 의하면 간질은 유전이 아니고 대부분 여러 가지 후천적 원인에 의해서 발생한다. 사람의 모든 사고와 행동은 뇌에 있는 신경세포에서 내리는 명령에서 시작된다. 신경세포가 정상적으로 작동하면 의도대로 적절한 사고와 행동이 나타난다. 하지만 어떤 원인에 의해 신경세포가 비정상적으로 흥분해 명령이 엉키면 이상행동이 나오게 되는데 이것이 간질 발작이다.

발작은 어떤 형태로든 뇌에 병변이 있기 때문에 발생한다. 뇌종양 때문에 간질이 있다면 뇌종양을 제거하면 대부분 간질도 없어진다. 그러나 뇌종양같이 원인이 되는 뇌의 질병을 쉽게 알아낼 수 있는 경우도 있지만 그렇지 못한 경우도 있다. 어렸을 때 저산소증 때문에 측두엽 안쪽이 손상을 입었다거나 또는 뇌 손상 후 피질에 상처를 남겼다거나 하는 등의 이유가 있으면 검사에서 쉽게 병변이 발견되지 않기도 한다.

간질 치료는 항경련제 복용이 첫 번째 방법이다. 많은 간질 환자가 항경련제로 조절이 잘 되지만 그렇지 못한 환자가 문제이다. 특히 어렸을 때 발작이 계속되면 뇌의 발달에 큰 지장을 줄 뿐 아니라 정상적인 대인관계를 형성할 수 없다. 최대한 빨리 간질을 조절해야 하는 이유이다.

약물로 조절이 안 되는 간질은 수술로 치료할 수밖에 없다. 역사적으로, 뇌의 특정 부위에 이상이 있어 생기는 간질이 확실한 경우 그 부분을 외과적으로 제거해서 간질을 치료한 경우가 있다. 간질을 치료하기 위한 뇌수술에서 가장 중요한 것은 간질을 유발하는 뇌의 부위를 정확하게 찾는 일이다. 간질의 임상적 형태와 더불어 MRI, 양전자방출단층촬영(PET), 단일광자단층촬영(SPECT) 등의 검사가 부위 결정에 도움을 준다. 하지만 확실한 부위는 뇌파를 기록하는 장치를 뇌의 표면이나 심부에 놓고 간질 발생 시 어느 곳에서 간질이 시작되는지를 기록함으로 최종적으로 결정된다. 부위가 찾아지면 뇌수술을 시행해 원인이 되는 부위를 제거한다. 여러 가지 조건에 따라서 차이는 있지만 좋은 병원이라면 90%가 넘는 성공률을 보인다. 약물로도 치료가 안 되는 고질병을 열의 아홉은 수술로 치료할 수 있으니 경이로운 일이다. 간혹 절제해야 할 부위가 너무 넓어 완전 제거가 불가능할 때는 뇌의 좌우반구를 연결하는 뇌량을 절개하기도 한다. 절제 수술이 어려운 간질 치료에는 미주신경자극술을 이용하기도 한다.

우리나라에서 간질 수술이 본격화된 것은 1990년대 후반으로 그리 오래되지 않았다. 비디오가게 청년이 간질 때문에 가게를 접었을 때는 간질 수술이 활발히 시행되던 때가 아니었다. 수술과 관련한 정례 회의를 하다 보면 간혹 간질 수술에 대한 증례가 나오는 경우가 있는데 그때마다 옛 생각이 난다. 그 청년도 수술을 받을 수 있었다면 죄지은 사람처럼 그렇게 숨죽이고 살지 않아도 되었을 것이다. 역사가 그렇듯 의학의 발달 역시 가정은 가당치 않지만 의사도 사람인지라 가끔 '지금이라면······' 하는 안타까운 맘이 드는 건 어쩔 수 없다.

환자가 바로 스승이다

　1990년 가을, 윤 모 씨라는 30대 초반의 남성이 두통 때문에 병원을 찾아왔다. 안저검사상 유두부종이 있는 것 말고는 모든 신경학적 검사에서 결과가 정상으로 나왔다. 두통이 있는 사람이 신경외과에 오면 의사는 반드시 유두부종 여부를 검사한다. 손전등같이 생긴 안저경을 환자의 눈에 대고 의사가 직접 망막을 검사한다. 망막에는 시신경이 닿는 부분이 있는데 이를 유두라고 한다. 뇌압이 올라가면 압력이 시신경에도 전달되어 시신경 끝의 유두가 번진 것처럼 보인다. 이를 유두부종이라고 한다. 따라서 유두부종이 있다는 것은 뇌압이 올라갔다는 뜻이고 원인 규명을 위해 반드시 뇌에 대한 정밀촬영을 실시해야 한다.

　환자의 뇌 CT와 뇌 MRI를 시행한 결과 좌측 측뇌실 내에 커다란 종양이 관찰되었다. 종양 때문에 뇌실도 커져 있어서 뇌압이 많이 상승된 것이었다. 신경외과 의사로서 해야 할 다음 단계의 일은 이 종양이 많은 종류의 뇌종양 중에서 어떤 종양인가를 찾아내는 일이었다. 환자의 나이, 성별, 종양의 발생빈도, 종양의 위치와 크기, CT와 MRI에서 보이는 성질과 상태 등이 고려해야 할 사항이었다. 모든 사항을 종합해보았을 때 종양은 '핍지세포종'으로 추측되었다. 수술로 제거하는 것이 유일한 치료

방법이었다. 종양이 뇌 깊숙이 있어 쉽지 않은 수술이었지만 다행히 별 문제 없이 진행되었고 환자는 무사히 회복했다.

떼어낸 종양은 병리과로 보내 현미경 소견을 통해서 최종 진단이 확정된다. 병원마다 다소의 차이는 있으나 약 1주일 정도면 병리학적 진단이 보고되었다. 그런데 그 경우는 열흘이 넘도록 최종 진단이 나오질 않았다. 연유를 묻기 위해 나의 스승이기도 한 병리과 교수님을 찾았다.

"그렇지 않아도 나도 그 일 때문에 상의할 것이 있네. 처음에는 단순히 핍지세포종이라고 생각했는데 좀 이상한 소견이 있어서 말이야. 핍지세포종에서는 보이지 않는 신경세포 성분이 보이거든."

"저도 임상적으로는 핍지세포종이라고 생각하고 있었는데요."

"전자현미경 소견과 면역조직염색 소견 등을 종합해서 조만간 정확한 진단을 드리리다."

며칠 후 종양에 대한 최종 병리진단이 내려졌다. '중심신경세포종'이라는 종양이었다. 나로서는 처음 들어보는 병명이었다. 문헌을 찾아보니 중심신경세포종은 1982년 하순Hassoun이란 학자에 의해 처음으로 알려진 종양으로 전 세계적으로도 간헐적인 증례보고만 있을 뿐인 희귀한 종양이었다. 하순은 대부분 핍지세포종으로 진단되고 있는 측뇌실 내부의 앞부분에서 발생하는 종양 중에는 특수염색을 하면 신경세포 성분이 보이는 종양이 있다는 것을 발견했다. 그 후 하순은 일반염색에서는 마치 핍지세포종처럼 보이지만 특수염색으로는 신경세포 성분을 보이는 이러한 종양을 '중심신경세포종'으로 명명했다.

내가 수술한 종양이 새로 알려진 희귀한 종양이라는 사실에 짜릿한 희열을 느꼈다. 그 증례를 논문으로 써서 보고하기로 결심했다. 증례를 정리하고 문헌을 살펴보던 중 문득 새로운 생각이 떠올랐다. 그때까지 특수염색 없이 핍지세포종으로 진단했던 측내실 내의 종양들을 모두 찾아서 재검토해보기로 했다. 당시는 데이터베이스가 전산화되지 않았기 때문에 서울대학교병원에 신경외과가 창설된 1957년부터 1990년까지 33년 동안의 수술기록을 수작업으로 검토했다. 며칠에 걸려서 모두 6예의 핍지세포종 수술기록을 찾았다. 병리과 교수님의 도움을 받아 모든 예들에 대하여 특수염색을 시행했더니 놀랍게도 6예 모두 중심신경세포종이었다. 흥분을 가라앉힐 수 없었다.

고생 끝에 얻어낸 그 결과를 이왕이면 미국 신경외과 학술지에 제출해보자는 생각이 들어 약 6개월에 걸쳐 영문으로 논문을 작성했다. 나로서는 영문으로 논문 쓰기가 처음이어서 꽤 힘든 작업이었다. 사실 그때까지 우리나라 신경외과학계에서 미국신경외과학회 공식 학술지인 『저널 오브 뉴로서저리Journal of Neurosurgery』에 논문을 실은 적이 드물었다. 당시는 내가 교수로 일을 시작한 지 얼마 되지 않았던 때라 그 일이 성공한다면 학문적으로 커다란 추진력을 얻을 수 있었다. 영어사전을 찾아가면서 영어로 된 학술지 투고 요령을 몇 번이고 읽고 확인한 후 진인사대천명의 마음으로 논문을 투고했다. 약 2주일쯤 지나서 답장이 왔다. "당신의 논문을 잘 받았으며 심사에는 약 3개월이 걸리니 기다려달라"는 내용이었다. 논문이 채택된 것도 아닌데 괜히 뿌듯해졌다. 그 후의 3개월은 정말 길면서도 짧았다. 빨리 결과를 알고 싶다는 생각이 들 때는 시간이 너무 느리게 흐르는 것 같았고, 반대로 떨어지면 어떡하나 하는 생각이 들 때는 시간이 천천히 흐르기를 바랐다.

드디어 3개월이 지난 어느 날 편지함에 두툼한 봉투가 도착했다. 미국에서 온 편지였다. 발신인은 『저널 오브 뉴로서저리』 편집장인 메이요클리닉의 소랄프 선트 주니어Thoralf Sundt Jr 교수였다. 너무 떨려서 직접 개봉할 엄두가 나지 않았다. 마침 곁에 있던 전임의 선생에게 개봉을 부탁했다. 내용을 천천히 읽던 전임의가 빙긋이 웃었다.

"선생님, 됐어요!"

편지를 뺏듯이 낚아채서 읽었다.

"귀하의 논문은 드문 증례를 모아 체계적으로 정리하고 분석한 훌륭한 논문으로 본 학술지에 실릴 자격이 있다. 하지만 고쳐야 할 부분이 있으니 첨부된 리뷰어의 비평을 잘 보고 적절히 수정해주기 바란다. 또한 내용은 좋지만 영어 문장에 오류가 좀 있으니 미국인에게 영어 표현에 대해 반드시 자문을 구했으면 좋겠다."

영어 실력을 지적당했음에도 창피한 줄 모르고 합격했다는 기쁨에 환호성을 올렸다. 봉투에 동봉된 논문은 선트 교수가 연필로 직접 교정한 것이었다. 당시는 영어 논문에 대한 관심이 많지 않던 시기라 수소문 끝에 영문 교정을 봐줄 미국인을 찾을 수 있었다. 최종 논문을 작성해서 다시 미국으로 보냈다. 논문은 1992년 5월호 『저널 오브 뉴로서저리』에 실렸다. 준비기간까지 합치면 약 2년간의 대역사가 마무리되는 순간이었다. 이후로 영어 논문 작성과 외국학술지 투고에 대한 자신감이 생겼다. 『저널 오브 뉴로서저리』에 실렸던 그 논문은 이후 서울대학교병원 신경외과에서 영어 논문 붐을 촉발하는 중요한 계기가 되었다.

2010년대 들어서는 매년 우리 과에서 외국학술지에 발표한 논문만도 80~90편에 이르니 격세지감을 느낀다. 뜻이 있는 곳에 길이 있다는 믿음과 역시 의학에서는 환자가 스승이라는 사실을 다시 한 번 확인할 수 있었던 사건이었다.

화가의 시신경을 살리다

베토벤은 청력을 상실하고도 역사에 남는 불후의 명곡을 작곡했지만 음악가에게 청력은 생명과도 같다. 마찬가지로 미술가에게 시력이 갖는 의미는 절대적이다. 시력의 상실은 일반인에게도 커다란 장애이지만 미술가에게는 생명 그 이상의 상실이다. 뇌의 질환을 다루는 신경외과 의사로서는 심심치 않게 시력이나 청력 장애 상태의 환자를 접하게 된다. 특별한 유전성 질환을 제외하고는 양측 청력에 동시에 문제가 발생하는 경우는 드물다. 하지만 해부학적 특성상 시신경은 좌우측이 터키안장 근처에서 만나기 때문에 이곳에 종양이 생기면 양측 시력에 동시에 이상이 발생한다. 그런 경우가 신경외과 의사에게 가장 곤혹스런 순간 중의 하나이다.

1998년 5월, 어느 젊은 여성 화가가 어머니와 함께 진료실을 찾았다. 프랑스에서 10년 넘게 공부하고 귀국한 지 얼마 되지 않았는데 시력에 이상을 느껴 검사를 했고, 검사 결과 터키안장 근처에 뇌수막종이 발견되었다. 종양은 양쪽 시신경이 만나는 시교차 부위에서 양쪽 시신경을 심하게 압박하고 있었다. 불안해하는 환자를 배려하느라 웃는 얼굴로 약간 뜸을 들이기는 했지만 유일한 치료방법인 뇌수술을 권했다. 환자와 보호자는 주위에서 비침습적 방법인 감마나이프 수술에 대해 듣고 왔는데 개두술을 하지 않고는 치료할 수 없다는 말에 낙담하는 표정이었다.

감마나이프 수술은 감마나이프라는 기계를 이용한 방사선 수술로 방사선을 이용해 직접 칼로 도려내는 것과 비슷한 효과를 내는 수술법이다. 이를 구현하기 위해서 만들어진 기계가 감마나이프이고 통상 사람들은 이런 수술법을 감마나이프 수술이라고 한다. 돋보기로 태양에너지를 한곳에 모으면 종이를 태울 수 있듯이 방사선을 한곳에 집중시켜 병변을 변성시키는 것이 방사선 수술 치료의 원리이다.

나보다 뇌수막종 수술 경험이 많은 선배에게 환자를 소개했다. 선배도 부담스러워 했지만 수술 이외에는 방법이 없는 것이 자명했기에 집도하기로 하고 수술 전략을 상의했다. 두말할 필요 없이 수술로 종양을 완전히 제거하는 것이 최선이겠으나 반드시 시신경을 보존해야 한다는 사실이 전제되어야 했다. 그런데 시신경을 온전히 보존하면서 종양을 완전 제거하는 것이 쉬운 일이 아니다. 특히 그 환자의 경우 종양이 시신경을 심하게 압박하면서 주위 내경동맥을 둘러싸고 있어서 더욱 그러했다.

나와 선배는 욕심을 버리기로 했다. 의사로서 느끼는 수술 자체의 성공도나 만족감보다 환자의 삶의 질이 더 중요했다. 완전 제거는 위험이 컸다. 내경동맥을 상하면 목숨이 위태롭고 시신경을 다치면 환자는 생명을 잃는 것보다 더욱 괴로울 터였다. 완전 제거가 안 되더라도 시신경의 압박만 해소되면 나머지는 감마나이프 수술로 해결할 수 있다고 생각했다. 수술은 계획대로 진행되었다. 8시간 이상 걸리는 대수술이었으나 수술 후 경과도 순조로웠으며 환자의 시력도 많이 호전되었다. 뇌 MRI를 촬영해보니 시신경 압박은 해소되었으나 일부 종양은 남아 있었다. 예상한 대로였다. 떼어낸 조직의 현미경 검사 결과, 수술 전에 추측했던 것처럼 양성 뇌수막종이었다. 집도의인 선배와 나는 물론이고 환자도 흡족해했다. 남아 있는 종양은 정기적인 MRI로 추적 관찰하면서 다시 자라나는 기미가 있을 때 감마나이프 수술을 시행하기로 했다.

환자는 퇴원하면서 다른 환자들의 쾌유를 비는 뜻에서 그림을 한 점 병실에 기증했다. 일반인인 나로서는 이해하기 쉽지 않은 그림이었지만 품위가 느껴지는 작품이었다. 환자는 그 후 외래에서 선배에게 정기적인 검사를 받았다. 2년쯤 지났을까. 환자가 다시 나를 찾아왔다. 당시 촬영한 MRI에서 종양의 재발 소견이 보여 감마나이프 수술에 대해 상의하기 위해서였다. 의논 후 감마나이프 수술을 하기로 결정했고 그렇게 시행한 감마나이프 수술 또한 성공적이었다. 그렇듯 개두술로 완전 제거가 위험한 종양의 경우 합병증이 발생하지 않을 정도로 안전하게 제거하고 나머지는 비침습적인 감마나이프 수술로 치료하는 것이 아주 좋은 치료법이다. 현재는 이러한 치료 전략이 의학계에서 합리적인 방법으로 인정되고 있다.

그 후 환자가 여전히 왕성한 작품 활동을 한다는 소식을 종종 접할 수 있었다. 또한 그때의 인연으로 내가 편집장을 맡았던 『대한신경외과학회지』의 표지에 본인의 그림을 싣는 것을 허락해주기도 했다. 나는 2001년부터 2005년까지 『대한신경외과학회지』의 편집장을 맡았는데, 당시 나또한 일반 잡지의 편집장들처럼 어떻게 하면 보다 많은 독자들을 확보할 수 있을까에 대해 늘 고민하고 있었다. 학회지 발전을 위해 논문의 영문화, 편집의 전문화, 논문 심사의 체계화 등을 속도감 있게 진행하면서 한 편으로는 문화계 소식을 새롭게 실었다. 딱딱한 학술 논문만이 아닌, 독 자들이 쉬어갈 수 있는 틈도 만들어주고 싶었기 때문이었다. 학술지의 겉표지도 세련되게 만들기로 했다. 논문에 실린 사진 중에서 색감이 뛰 어나고 멋있는 사진에서부터 소장하고 있던 도자기의 사진까지 실어가 며 표지에 많은 신경을 썼다. 어느 날 다음 호 표지를 고민하다가 그 화가 를 떠올리고 조심스럽게 한번 연락을 해보았다. 화가는 흔쾌히 아무런 조건도 없이 멋진 그림을 표지로 제공해주었다. 약자인 환자에게 의사가 거절할 수 없는 부탁을 한 것이 아닌가 하는 걱정도 했으나 화가는 오히 려 기쁘다고 말해주었다. 과연 화가의 그림이 표지로 실렸을 때 독자들 의 반응이 대단했다.

때론 의사가 환자보다 스스로의 명예욕이나 성취감을 앞세워 무리한 수술을 감행하는 경우가 있다. 하지만 어떠한 상황에서도 수술 후 환자 본인의 삶의 질보다 더 중요한 것은 없다. 수술을 진행하는 모든 과정에 서 의사가 언제나 명심해야 할 부분이다.

보쌈김치, 그리고 맛있는 개성만두

한쪽 얼굴을 씰룩거리는 병이 있다. 보고 있노라면 한쪽 눈꺼풀이 파르르 떨리면서 눈이 감기고 같은 쪽 입꼬리도 떨리면서 위로 올라간다. 의학용어로는 '반측안면경련증'이라고 하는 질병인데 중년 여성에게서 주로 발생한다. 환자들의 말을 들어보면 처음에는 간혹 눈꺼풀이 떨려 피곤해서 그렇겠거니 하면서 지냈는데 점차 빈도가 잦아지면서 강도 또한 세진다 한다. 이러한 증상은 수년에 걸쳐서 서서히 진행되는데 눈 주위 증상이 심해지면서 입꼬리까지 딸려 올라가고 대부분 그때쯤 되면 병원을 찾게 된다. 의과대학 학생 때인 약 40년 전에는 정신적인 질환으로 배웠는데 그 후 수술로 치료가 가능한 뇌의 기질적인 질환임이 밝혀졌다.

2000년 봄날, 어느 40대 중반의 여성이 꽤 심한 반측안면경련증으로 외래를 찾아왔다. 환자는 이 병과 수술에 대한 자세한 설명을 들은 후 주저 없이 수술을 원했다. 신경외과 의사로 항상 뇌수술을 하면서 지내지만 특히 반측안면경련증 수술은 할 때마다 무척 긴장된다. 생명에 지장을 주는 병은 아니지만 쉽지 않은 수술이기 때문에 합병증이 생길 경우 몹시 곤란해진다. 수술의 성공률은 약 90~95%쯤 되지만 남은 5~10%의 환자는 치료되지 못하는 것이다. 드물지만 운이 없는 경우, 경련증은 그대로 남아 있으면서 청력 소실 등 합병증만 발생하기도 한다.

사람의 뇌에 뇌교라는 부분이 있는데 여기서 안면신경이 기원한다. 안면신경은 주로 얼굴의 운동기능을 담당하는 신경인데 여기에 문제가 생겨서 반측안면경련증이 발생한다. 미국 피츠버그대학교 의과대학병원의 피터 자넷Peter Jannetta이라는 신경외과 교수가 현미경을 통해서 반측안면경련증 환자의 해부학적 구조를 살펴보니 환자들은 하나같이 안면신경 기시부에 동맥이 붙어 있는 것을 발견했다.

얼굴근육은 움직이고 싶을 때 움직일 수 있는 수의근이다. 그런데 반측안면경련증이 있는 환자는 의지와 상관없이 얼굴근육이 떨린다. 자넷 교수는 동맥이 안면신경을 자극해서 의지와 관계없이 안면경련이 일어난다고 생각하고 안면신경 기시부에 붙어 있는 동맥을 떼어내는 수술을 시행했다. 과연 예측대로 수술 후 환자의 안면경련 증상이 없어졌다.

이러한 사실이 밝혀지면서 국내에서는 1977년 서울대학교병원에서 처음으로 반측안면경련증에 대한 수술이 시행되었다. 반측안면경련증은 생명에 지장을 주는 병이 아니다. 하지만 환자들은 몹시 괴로워한다. 증상이 점점 심해지면서 눈이 감기는 단계까지 병이 진행되면 실생활에 큰 지장을 준다. 또한 떨림증 때문에 자신이 느끼는 불편함도 크지만 대인관계에 있어서도 문제가 크다. 사람을 기피하게 되기도 하는데 직업상 사람을 많이 상대하는 경우 생업에 막대한 지장을 초래할 수도 있다.

근본적인 치료는 앞서 이야기한 대로 뇌수술을 통해서 겹쳐 붙어 있는 안면신경과 동맥을 분리하는 것이다. 하지만 수술이 쉽지 않을 뿐더러 많은 경험을 필요로 한다. 또 환자의 입장에서는 증상이 불편하긴 하지만 선뜻 쉽지 않은 뇌수술을 받기에는 마음이 내키지 않는다. 최근 '보톡스Botox'를 안면근육에 주사하여 증상을 완화하는 방법이 있지만 병을 근원적으로 치료하는 방법은 아니고 단지 경련이 눈에 보이지 않게 하는 것이다. 3~4개월이 지나 보톡스의 약효가 떨어지면 다시 증상이 나타난다.

나를 찾아온 여성 환자의 수술은 다행히 별 문제 없이 잘 진행되었고 수술 결과도 만족스러웠다. 수술이 끝나고 퇴원이 가까워졌을 때 환자가 자기소개를 했다. 경기도 양평에서 음식점을 경영하는데 만두, 칼국수, 부침개, 국수 등을 전문으로 하는 음식점이라고 했다. 가게의 명함을 주면서 기회가 되면 한번 들러달라고 이야기했다. 의사 생활을 오래하면서 퇴원할 때 그런 이야기를 하는 환자들을 꽤 만났다. 의사도 환자도 대개는 인사치레 정도로 생각한다. 그때도 그렇겠거니 생각했다.

그런데 이 환자의 말은 빈말이 아니었다. 수술받고 퇴원한 이후로 추석과 설날에는 빠짐없이 우리 집으로 김치와 만두를 보내주었다. 김장김치며 개성식 보쌈김치도 보내주었는데 맛이 기가 막혔다. 개성식 보쌈김치의 맛은 더 이상 말할 필요도 없을 정도였고, 김장김치 또한 어렸을 때 먹은 어머니의 김치 맛을 느끼게 했다. 서울 출신인 어머니는 김장을 담글 때 반드시 황석어젓을 썼는데 환자가 보내준 김치가 바로 그 맛이었다. 외래에서 만났을 때 고맙다는 인사를 여러 차례 했고 또 이제는 그만 보내시라고 몇 번이고 이야기해도 10년이 훌쩍 넘은 지금까지 한 번도 거르지 않고 명절 때면 음식을 보내주었다.

너무나 고맙고 또 미안해서 언제 꼭 한번 음식점에 들러보리라 생각했었는데 드디어 기회가 왔다. 한식을 앞둔 주말이었는데 형님, 누님 부부와 함께 아버지 산소에 성묘를 가게 되었다. 아버지 묘소는 양수리 근처 천주교공원 묘지인데 성묘를 마친 일행을 데리고 음식점을 찾아갔다. 마침 식당 입구에 서 있던 그분은 나를 보자마자 덥석 껴안으며 반가워했다.

자리를 잡고 음식을 먹노라니 식당 벽 한쪽에 김영삼 전 대통령이 다녀가면서 남긴 글과 사진이 보였다. 환자의 가족들도 일부러 나와서 인사를 했다. 시어머니가 개성 출신으로 음식 만드는 법은 시어머니에게 배웠다고 했다. 남편과 시어머니도 아주 착하게 생긴 분들이었다. 즐겁게 식사를 하고 나서 음식값을 지불하려니 돈을 받지 않겠다고 했다. 한동안 실랑이를 하고 있는데 그분 시어머니가 말했다. "네가 받지 않으면 이분들이 또 오시겠니?" 그 말이 정답이었다. 게다가 극구 사양하는데도 돌아갈 때 또 음식을 싸주는 게 아닌가. 신세를 조금이라도 갚으려고 갔는데 신세를 더 지고 돌아온 기분이었다. 반측안면경련증이 맺어준 의사와 환자의 인연이었지만 음식을 통해 사람의 정을 느끼게 해준 좋은 경험이었다.

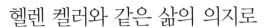

헬렌 켈러와 같은 삶의 의지로

　헬렌 켈러는 한국에도 잘 알려진, 위인전에 자주 등장하는 인물이다. 1880년 미국의 앨라배마 주에서 태어난 헬렌은 생후 19개월 때 걸린 성홍열과 뇌막염 때문에 시각과 청각을 잃었다. 하지만 부모의 끈질긴 노력과 1887년 인연을 맺게 된 앤 설리번 선생의 피나는 노력으로 언어소통 능력을 터득하게 되었으며 이후 설리번과는 평생 동반자로 지냈다. 장애인 학교를 거쳐서 1904년 24살의 헬렌 켈러는 래드클리프대학을 졸업하면서 시청각 장애인으로서는 최초로 학사학위를 받았다. 이후 헬렌 켈러는 설리번의 도움으로 작가 겸 교육가로 활동했으며 장애인 복지 향상에도 많은 기여를 했다.

　그 가족을 처음 만난 것은 2000년이었다. 한꺼번에 네 명의 사람들이 진료실로 들어섰다. 한 명은 어머니로 40대 중반쯤 되어 보였고, 나머지 세 명은 그녀의 두 딸과 아들이었다. 한눈에 보기에도 넉넉한 사람들은 아닌 듯했다. 왜 자녀들을 다 데리고 왔냐고 물으니 아이들이 모두 환자라고 했다. 시간이 좀 걸리더라도 그 어머니의 이야기를 자세히 들어보기로 했다.

　수년 전 아이들 아버지가 어지럽고 귀가 잘 들리지 않아서 병원을 찾았고 검사 결과 양쪽에서 모두 청신경종이 발견되었다고 했다. 양측성 청신경종이 특징인 '신경섬유종증 제2형'이라는 질병으로 흔치 않은 유전병이었다. 한쪽의 제8뇌신경에서 발생하는 청신경종이라는 병이 있는데 초기 증상으로는 이명이 생기고 이어서 청력 감소, 어지럼증이 나타난다. 이러한 일측성 청신경종은 양측성 청신경종과 달리 뇌종양 중에서는 드물지 않다. 이러한 통상의 청신경종은 증상과 종양의 크기에 따라서 감마나이프 수술 등의 수술적 치료를 받게 된다. 하지만 안타깝게도 '신경섬유종증 제2형'에서 나타나는 양측성 청신경종은 자라는 속도도 빠를 뿐만 아니라 치료에 대한 반응이 썩 좋지 않아 양쪽 귀의 청력을 모두 잃는 경우가 흔하다. 더불어 뇌의 다른 부위에도 뇌종양이 발생해 치료를 어렵게 할 뿐 아니라 시력 장애와 음식물 삼키기가 곤란해지는 등의 증상 때문에 환자를 피폐하게 한다.

아이들의 아버지도 양쪽 청신경종에 대하여 수술적 치료를 받았으나 청력 소실 등의 병세는 회복되지 못했고 이어서 발생한 여러 군데의 뇌종양으로 당시는 정신도 가물가물한 채 시내 모 병원에 입원해 있다고 했다. 가장이 쓰러지니 집안 살림은 더 어려워졌다. 아이들의 어머니가 홀로 돈을 빌어서 근근이 생계를 이어나가고 있는 형편이었다. 살림이 몹시 어렵지만 세 명의 자녀들이 모두 유전병으로 진단되었으니 어떻게 좋은 수가 없을까 알아보러 온 것이었다.

세 명의 아이들을 진찰한 후, 가져온 MRI를 자세히 살펴보니 들은 대로 모두 '신경섬유종증 제2형' 환자였다. 특히 둘째 딸은 이미 양쪽 청력을 모두 상실한 상태였다. 첫째 딸은 비교적 활달한 편이었는데 한쪽 청력이 소실되어 있었고 몸의 여러 군데 불룩불룩한 섬유종이 관찰되었다. 막내인 아들은 양측 청신경종을 포함해서 뇌 속에 여러 개의 종양이 있었으나 기능상 큰 이상은 없었다. 일단은 시간을 두고 지켜보기로 하면서 정기적으로 외래에서 추적 관찰하기로 했다.

어느 날 외래를 다녀간 지 얼마 되지 않아 정기적으로 검사하는 날이 아니었는데 아이들의 어머니가 외래를 찾아왔다. 어려운 여건 속에도 씩씩함을 잃지 않았던 어머니였는데 그날은 여느 때와 달리 흥분한 목소리가 떨리고 있었다. 둘째 딸이 사망했다고 했다. 지난번 외래에서 진찰을 받고 귀가하다가 교통사고를 당했는데 장례는 그런대로 치렀다고 했다. 그런데 가해자 측에서 아이가 청각 장애자여서 차 소리를 듣지 못한 것이니 자기네들은 책임이 없다면서 보상을 해주지 않으려고 한다는 것이었다. 진단서를 써서 도와줄 수 없겠느냐고 하소연을 했다. 나 또한 그 이야기를 듣고 너무 화가 났다. 세상이 약자에게 어찌 이렇게 야속할까 하는 분노를 느끼며 그녀의 부탁을 들어주었다.

그로부터 몇 년이 더 흘렀다. 그사이 다른 병원에 입원해 있던 아이들의 아버지도 세상을 떴고 남은 두 명의 아이들은 우리 병원에서 몇 번에 걸쳐서 감마나이프 수술과 개두술을 받았다. 큰딸은 고등학교를 졸업하고 집에 있었는데 이미 양쪽 청력을 모두 잃었다. 나이가 나이니 만큼 외모에 신경을 많이 써서 깔끔하게 차리고 다녔다. 아들은 청력이 그런대로 유지되고 있었으나 안면 마비가 와서 한쪽 눈을 잘 감지 못하고 음식물도 삼키기 힘든 상태였다. 두개강 내 압력이 높은 큰딸과 안면 마비인 아들의 수술을 위해서 두 명 모두를 입원시켰다.

이들의 사연이 너무 안타까워 병원 내 후원회에서 약간의 보조금도 받고, KBS의 후원금 모금 프로그램인 '사랑의 리퀘스트'에 연락해 도움도 받았다. 물론 이런 후원금이 큰 도움이 되기는 했지만 워낙 어려운 살림이었기 때문에 병원비를 감당하기에는 턱 없이 부족했다. 나 또한 그들의 사연을 계기로 소외계층에 대한 의료적 지원이 단순히 개인적 후원 차원을 넘어 국가 제도적 차원에서 절실함을 실감했다. 경제적 약자에 대한 의료비 지원이나 장애자에 대한 보조 제도가 있다고는 하지만 아직은 많은 사람들이 적절한 혜택을 받지 못하고 있다.

　　요즈음도 이 가족은 정기적으로 외래를 방문하는데 볼 때마다 꿋꿋한 어머니가 존경스럽다. 헬렌 켈러에 대한 앤 설리번의 사랑이 얼마나 크고 깊었는지 책만으로는 자세히 알 수 없으나 이 어머니의 사랑과 희생보다 더 했을까 하는 생각이 든다. 내가 직접 경험한 것이라 읽은 것보다 더 생생하게 느껴지는지도 모르겠다. 나는 이 가족이 헬렌 켈러와 같은 굳센 삶의 의지를 갖고 앞으로도 힘차게 살아가기를 바랄 뿐이다.

마리아 수녀회와의 인연

2002년 봄날, 마리아 수녀회의 두 수녀님이 9살 된 김현수라는 남자 아이를 데리고 외래를 방문했다. 현수는 2년 전부터 시작된 두통과 물체가 이중으로 보이는 복시 증상 때문에 우리 병원 소아신경외과에서 검사를 받았다. MRI 시행 결과 뇌종양으로 진단되었다. 종양의 크기가 작고 종양이 뇌간의 앞쪽에 있어 소아신경외과에서는 환자의 보호자에게 감마나이프 수술이 어떠냐고 권유했고, 수녀님들은 이를 상의하기 위해 나를 찾은 것이었다. 얼굴이 하얗고 가냘픈 몸매의 현수는 말이 없는 아이였다. 진찰 결과 신경학적 이상 소견은 없었다. MRI에서는 직경 약 2cm의 척삭종으로 의심되는 종양이 보였는데, 종양이 중요한 뇌간에 붙어 있어 수술적 제거는 쉽지 않아 보였다. 다행히 그때까지 나의 경험상으로도 척삭종이 감마나이프 수술에 반응이 좋았기 때문에 주저 없이 감마나이프 수술을 권했다.

밝지 않은 표정의 두 수녀님은 현수에게 밖으로 나가 있으라고 했다. 현수는 은평구에 있는 서울시립소년의집(현 서울특별시 꿈나무마을)에서 기거하고 있었다. 소년의집은 마리아수녀회에서 운영하는 아동 양육시설로 자체의 병원도 갖추고 있어서 웬만한 병은 거기서 치료를 받았다. 하지만 뇌종양과 같은 질환은 큰 병원에 의뢰하는 수밖에 없었고 주로 우리 서울대학교병원을 이용했다. 소년의집은 수녀회가 서울시의 위탁으로 운영하고 있었는데 이러한 시설이 늘 그렇듯이 해결해야 할 일은 많지만 예산은 한계가 있어서 안타까운 상황이 많았다.

수녀님들은 현수에게도 최선의 치료를 해주어야 마땅하지만 적지 않은 감마나이프 수술 비용 때문에 치료 여부를 쉽게 결정할 수가 없다고 했다. 또한 뇌종양이 과연 잘 치료될 수 있을까 하는 걱정도 있었다. 현재는 감마나이프 수술이 보험 적용되기 때문에 경제적 부담이 훨씬 덜 하지만 당시만 해도 한 번 시술에 약 700만원이라는 적지 않은 비용이 소요되었다. 수녀님들은 아이의 병에 대해서는 충분히 이해를 했고, 비용 문제로 다시 한 번 수녀회 원장님을 비롯한 관계자 분들과 상의를 해보겠다며 자리를 떴다.

의사 생활을 시작한 후, 비용 때문에 치료를 받지 못하는 환자들의 사연에 안타까웠던 적은 더러 있었지만 현수는 좀 특이한 경우라는 생각이 들었다. 치료를 받아야 할 대상은 양육시설의 아이였고, 결정권을 가진 곳은 한정된 예산으로 많은 아이들을 보살펴야 하는 수녀회였다. 결국 수녀회 집행부 회의가 한 생명의 생사여탈권을 갖게 되는 것이었다. 그 결정이 얼마나 어려울까는 짐작하고도 남았다.

며칠 후 수녀님이 다시 아이를 데리고 왔다. 꽉 짜인 예산에서 한 아이에게 거금을 쓰는 것이 너무나 어려운 일이지만 살릴 수 있는 생명을 포기한다는 것은 도저히 할 수 없는 일이라며 수술을 잘 부탁한다고 말했다. 어떤 환자보다도 신경을 써서 정성껏 수술을 했다. 현수는 원래 성격이 내성적인 모양이었다. 치료 중에도, 치료 후에도 일언반구 말이 없었다. 해쓱한 얼굴과 함께 무표정한 아이의 모습이 안쓰러웠다.

인연이란 참 묘하게 이어졌다. 현수를 치료해주고 한 1년쯤 지나서였다. 마리아수녀회에서 운영하는 시설의 총 책임자인 원장수녀님이 뇌종양으로 진단을 받았다. 앞서의 인연으로 내가 원장수녀님을 맡아서 치료하게 되었다. 개두술을 하고, 방사선 치료도 했다. 적지 않은 나이의 원장수녀님은 힘들어했지만 거뜬히 병마를 이겨내고 지금은 완전히 정상적인 활동을 하고 있다.

이후 수녀님들은 현수와 원장수녀님의 치료를 담당했던 우리 팀을 소년의 집으로 초대했다. 시설의 이곳저곳도 둘러보고 아이들이 준비한 노래와 춤도 감상했다. 현수도 다시 만났는데, 그동안 많이 컸고 이전에 비해 얼굴에도 자신감이 보였다. 서른 명 가량의 아이들을 근처의 중국집으로 데려가서 점심으로 탕수육과 짜장면을 사주었다. 맛있게 먹는 아이들을 보니 흐뭇했다.

소년의집 아이들은 여러 가지 특별활동을 하고 있었다. 현수는 음악활동을 한다고 해서 아들이 어렸을 때 썼던 바이올린을 선물로 주었다. 이후 수녀님이 여러 차례 아이들의 연주회에 우리 부부를 초대했다. 나는 바빠서 가지 못했지만 집사람은 몇 차례 참석해서 수녀님이나 아이들과 어울렸다. 2003년 아버지가 돌아가셨을 때 들어온 부의금 전부를 어머니가 어딘가 기부하고 싶다고 하여 마리아수녀회에 기부했다. 어머니를 모시고 우리 부부가 수녀회를 방문해 간단한 기부식을 가졌다. 뜻 깊은 자리였고 돌아가신 아버지도 많이 기뻐하시리라 생각했다.

현수는 매년 MRI를 찍는다. 가장 최근에 찍은 2012년 MRI에서도 종양은 관찰되지 않았다. 중학교까지 서울에서 다닌 현수는 이후 부산으로 내려갔고 2012년 초에 그곳에서 고등학교를 졸업했다. 졸업 후 창원에 있는 회사에 취직이 되어 현재 잘 다니고 있다. 알고 지낸 지 10년이 넘었는데 수줍어서 그런지 나하고는 말도 잘 하지 않지만 집사람하고는 아주 가깝다. 3년 전 MRI를 찍으러 서울에 올라왔을 때 눈이 잘 보이지 않는다고 해서 집사람이 안경 처방을 받아 안경을 맞춰주었다고 들었다. 점심을 먹여 부산으로 내려 보내면서 좋아하는 청바지도 한 벌 사주었다고 했다. 핸드폰도 2년 전에 한 대 개통해주었다고 알고 있다. 이후 서로 전화를 자주 하는 것 같다. 집사람은 현수가 가정이 없이 자란다는 사실이 안타까워 가급적 요즘 보통 아이가 하는 것들을 해주고 싶어 한다. 집사람에게서 현수의 이야기를 들을 때마다 마치 아들의 소식을 전해 듣는 것 같아서 왠지 모르게 마음이 따뜻해진다. 오랜 세월이 흐른 지금까지도 명절 때면 어김없이 수녀님들이 손수 구운 과자와 카드를 두 통 보내준다. 한 통은 우리 몫이고 다른 한 통은 어머니 몫이다. 마리아수녀회와의 인연은 나에게 사람 사이의 따뜻함이란 나누면 배가 된다는 진리를 다시 한 번 깨닫게 해주었다.

어느 출판평론가의 짧은 삶

그를 마지막으로 본 것이 2010년 11월이니 1년 반 만에 다시 만났다. 그러나 아쉽게도 이번 만남은 신문에 실린 조그만 사진을 통해서였다. 코를 약간 벌름거리며 잔잔하게 웃는 듯한 모습이 내가 기억하는 생전의 착하기만 했던 그와 너무 똑같았다. 병원에서 의사와 환자로 만나 7년 동안 힘을 합쳐 뇌종양과 싸웠지만 결국 2011년 여름, 그는 세상을 떠났다.

조간신문에는 44세의 젊은 나이로 안타깝게 스러져간 촉망받던 출판평론가의 1주기를 맞아 『기획회의』라는 출판전문잡지에서 특집기사를 다루었다고 소개했다. 그 기사는 그의 삶과 글쓰기, 저서 등을 다각도로 조명한 특집기사를 소개하면서 뇌종양을 진단받은 후에 정신적으로 두렵고 힘들어했던 환자의 심정을 옮기고 있었다. 아내의 이혼해달라는 말에 몹시 두려웠으나 깨어보니 꿈임을 알고 다행스러웠다는 이야기, 수술을 택한 아빠의 결정을 딸이 지지해주길 바라는 이야기 등이 가슴을 찡하게 했다.

2004년 3월, 6인용 병실의 한쪽 구석 병상에서 처음 만났던 그가 기억났다. 글을 쓰는 사람이라고 자기를 소개하고 자신이 쓴 책을 한 권 선물해주었다. 환자는 왼쪽 전두엽에 핍지세포종이라는 뇌종양이 있었다. 갑자기 생긴 전신 발작 때문에 뇌종양이 발견되었고 개두술을 통해 종양을 절제하기로 했다. 수술 동의를 받기 위해 병에 대한 전반적인 사항과 함께 수술 중 혹은 수술 후 발생할 수 있는 합병증에 대해 설명했다. 오른쪽 팔다리의 운동 장애, 성격 장애, 언어 장애 등이 생길 수도 있고 수술 후 오랜 기간 의식 장애가 지속될 수 있다는 설명도 했다. 물론 수술 중 혹은 수술 후 사망할 수 있는 가능성에 대해서도 말했다. 뇌종양 수술을 앞두고 신경외과 의사로서 꼭 해야 되는 말들이었지만 이런 설명을 듣고 나면 대부분의 환자들은 초죽음이 된다. 그래도 그는 형님과 함께 빙긋이 웃으며 동의서에 서명을 했다.

얼마 후, 수술을 시행했다. 수술은 계획했던 대로 별 탈 없이 끝났고 최종 진단 역시 예상했던 양성 핍지세포종이었다. 육안으로 보이는 부분은 거의 제거했지만 경계가 명확하지 않아 주변에 종양세포가 남아 있을 수밖에 없었다. 재발 방지를 위해서 약 6주에 걸쳐 방사선 치료를 시행했다. 다행히 환자는 건강을 완전히 회복했고 그 후 외래에서 서너 달에 한 번씩 만나며 항경련제를 처방했다. 잘 지내냐고 물으면 항상 밝은 표정으로 씩 웃으며 글을 쓰면서 생업에 종사하고 있다고 했다.

수술 후 약 4년쯤 흘렀을 때였다. 다시금 흰지에게 전신 발작이 발생했다. MRI에서 재발의 소견이 보였다. 의사의 입장에서는 드물지 않은 일이었지만 재발이라는 말에 환자는 공포에 질렸다. 더욱 안타까운 것은 재발된 양상으로 보아 악성으로 바뀐 듯했다. 원칙적으로 다시 조직 검사를 해야 되지만 환자가 더 이상의 수술을 원치 않았고 또 MRI나 양전자방출단층촬영(PET) 소견상 악성으로 변질됐을 가능성이 농후했기에

서둘러 항암 치료를 시작했다. 그러나 본격적인 항암 치료에도 불구하고 호전의 기미는 보이지 않았다.

그런 경우 의사인 나도 막막하기는 환자와 매한가지이다. 고민 끝에 감마나이프 수술을 해보기로 했다. 2009년 12월, 감마나이프 수술을 시행했으나 기대만큼의 효과가 없었다. 환자는 외래에서 나를 만나면 간헐적으로 발작이 있으나 글을 쓰고 있다고 이야기했다. 종양은 계속 커지고 있어 이듬해 5월 마지막 방법으로 경구 항암제를 권했다. 하지만 이런저런 이유로 경구 항암제를 사용하지 못하고 시간이 흘렀다.

나와 환자의 마지막 만남은 2010년 11월이었다. 환자는 발작이 계속되고 기억력이 많이 감퇴되어 일상적인 활동이 불가능해지고 있었다. 다시 한 번 경구 항암 치료를 권했다. 이듬해 초 환자는 종양내과에서 경구 항암 치료를 받았으나 호전이 없었다. 결국 병원에서는 호스피스에서 지내기를 권유했고 환자는 우리 병원에서의 치료를 끝냈다.

그로부터 8개월 후인 7월에 환자는 세상을 떠났다고 들었다. 모든 이의 생명이 귀중하지만 젊은 나이에 왕성한 사회 활동을 하던 너무도 착한 사람이어서 더욱 안타까웠다. 핍지세포종 환자 중 치료받고 완치되어 잘 사는 사람도 많은데 환자의 병세가 너무 안 좋은 쪽으로 진행되었기에 그 안타까움이 더했다.

신문 기사에는, 2004년 수술 전 아내에게 쓴 편지에 '혹여 내가 반편이가 되더라도 버리지 말고 잘 돌봐주게'라고 썼고, 딸아이에게는 '씩씩하고 건강한 사람이 되라'고 쓰고 있었다. 눈물겨운 말들이었다. 신문 기사를 보면서 문득, 이런 애절한 생각들이 수술동의서를 쓰기 전 나에게

들은 설명 때문이 아닌가 하는 생각이 들었다.

병원에서는 환자의 수술이나 치료를 시작할 때 그 부분에 대한 충분한 설명 후 동의서를 받는 것을 원칙으로 한다. 이 설명과 동의라는 부분의 중요성은 시간이 지날수록 의사나 환자에게 그 중요성이 커지고 있다. 의사들은 동의서에 담아야 할 내용들에 대한 교육을 받고, 특히 뇌수술 같은 중요한 수술을 할 때는 수술동의서를 꼼꼼히 챙겨야 한다. 의사는 환자에게 수술 중 또는 수술 후 생길 수 있는 모든 상황을 설명한다. 뇌수술의 경우라면 마지막에는 식물인간이 되거나 사망할 수 있는 가능성도 빼놓을 수 없는 부분이다.

환자에게 세세한 의학 정보를 알려 치료 방침을 스스로 결정하게 함이 본래의 목적이지만 의사의 입장에서 보면 나중에 혹시 생길지도 모르는 법적 문제에 대비하기 위한 이유가 큰 몫을 차지하니 내용이 의사나 병원 위주임을 부인할 수 없다. 동의서에 대해 꼬치꼬치 캐묻는 환자도 있지만 많은 경우 환자는 겁을 먹고 모든 것을 의사에게 맡긴다고 한다. 의사는 환자가 모든 것을 동의했으니 할 일을 다 했다고 생각하고 자리를 뜬다. 그렇지만 이후 환자의 머릿속에서 일어나는 갈등은 미처 생각하지 못한다.

그 기사를 읽고 환자 입장에서의 수술동의서나 병에 대한 설명에 대해 생각해보았다. 의사는 강자의 입장에서 조금은 기계적으로 설명을 하고 환자는 약자의 입장에서 얼떨결에 동의를 한다. 하지만 머릿속이 간단할 리 없다. 보통 사람은 표현하기 어려운 이러한 상황이 글을 업으로 삼았던 이의 일기와 편지를 통해서 가슴에 와 닿았다. 병에 대한 설명이 그렇게 환자를 압박했다니 마음이 아팠다. 그렇다고 설명을 하지 않거나 동의서를 받지 않을 수도 없으니 완전한 해결책은 없을 것 같다. 다만 나부터라도 조금은 환자의 처지를 고려하고 마음을 헤아리는 설명을 해 동의서를 받을 수 있도록 신경 써야겠다는 생각을 했다.

일이 꼬일 때도 있다

　세상을 살면서 사람들은 여러 종류의 질병에 시달린다. 하지만 질병의 발생 양상은 시대에 따라서 변하기 마련이다. 최근에는 사람들의 수명이 길어지면서 암 관련 질환이나 성인병이 주 관심사가 되고 있지만 과거에는 감염성이나 선천성 질환이 가장 무서운 질환으로 여겨졌다. 감염성 질환의 경우 항생제가 개발되면서 획기적으로 줄어들었고, 선천성 질환 또한 과거에 비해 많이 감소했다. 선천성 질환은 대개 태어난 지 오래지 않아 발견되기 때문에 주로 어린이 질환을 담당하는 과에서 치료한다. 그런데 신경외과 영역의 질환 중에서 선천성이지만 증상은 어른이 되어야 나타나는 특이한 질환이 있다. 바로 '뇌동정맥기형'이란 질환이다.

　2006년 7월 한 유명 탤런트가 나의 연구실을 찾았다. 텔레비전 드라마를 통해 낯이 익은 사람이어서 그런지 처음 만났는데도 친숙하게 느껴졌다. 지인의 소개를 받아 아들의 병에 대하여 상의하러 온 것이었다. 외국에서 유학 중이던 아들이 갑자기 기숙사에서 쓰러졌다고 했다. 급히 병원으로 옮겨져 뇌 CT를 시행했고 뇌출혈로 진단되었다. 입원 소식에 깜짝 놀란 어머니는 급히 아들을 데리고 귀국했다. 뇌출혈은 민간에서 흔히 '중풍'이라고 하는데 원인으로는 고혈압이 가장 흔하다. 따라서 대개는 중년 이상의 연령층에서 발생한다. 그러나 드물게는 뇌출혈이 20~30대에서도 발생하는데, 이 경우 고혈압 이외의 원인이 대부분이므로 반드시 정밀 검사를 통해서 원인을 정확하게 진단해야 한다. 뇌 MRI와 뇌 혈관조영술을 시행한 결과 예상대로 환자는 뇌동정맥기형으로 확진되었다.

뇌동정맥기형이란 문자 그대로 뇌에 있는 혈관이 태어날 때부터 잘못된 것이다. 우리의 신체에는 전반적으로 혈관이 분포되어 있어서 동맥을 통해서 산소와 영양분을 공급받는다. 이렇게 공급된 산소와 영양분은 모세혈관을 통해서 조직에 전달되고 조직에서 발생한 노폐물과 탄산가스는 모세혈관에서 정맥으로 넘겨진다. 이러한 형태가 정상적인 혈관구조인데 뇌동정맥기형에서는 뇌에 있는 혈관에 중간 역할을 하는 모세혈관이 없고 동맥과 정맥이 기형혈관을 통해 직접 연결되어 있다. 피는 흐르지만 혈관이 영양분, 산소, 이산화탄소 등 물질을 이동시키는 역할을 하지 못한다. 따라서 뇌동정맥기형이 있는 뇌는 정상적인 활동을 못하게 되고 기형혈관과 정맥은 지속적으로 높은 압력을 받아 뇌출혈을 일으키기 쉽다. 뇌동정맥기형은 주로 20대에 간질 발작이나 뇌출혈의 형태로 증상이 발현하는데 발현하기까지 왜 오랜 시간이 걸리는지에 대한 이유는 아직까지 밝혀지지 않았다.

출혈을 일으킨 경우는 물론 치료를 서둘러야겠지만 그렇지 않은 뇌동정맥기형은 치료 없이 관찰하자는 의견도 있다. 하지만 나는 출혈이 없는 경우라도 향후 출혈의 위험성 때문에 반드시 치료해야 한다고 생각한다. 뇌출혈은 치명적일 수 있기 때문이다.

치료는 개두술을 통한 수술이 표준 치료법이다. 그러나 뇌동정맥기형

수술은 일반적인 개두술의 위험성 외에도, 혈관에 대한 수술이기 때문에 출혈이나 뇌부종 등의 합병증을 무시할 수 없다. 뇌동정맥기형은 개두술의 위험성이 높고 또 경우에 따라서는 개두술로는 도저히 접근할 수 없는 부위의 병변도 있어 많은 신경외과 의사들이 새로운 치료방법을 갈망하고 있었다. 이를 해결해준 것이 바로 감마나이프를 이용한 방사선 수술이다.

환자의 병변은 좌측 뇌의 뒤쪽 뇌량에 자리 잡고 있었다. 개두술이 불가능하지는 않았지만 이에 따른 위험성이 있었고, 또 병변의 크기가 크지 않아 감마나이프 수술이 적합하다고 생각해 감마나이프 수술을 권하였다. 감마나이프 수술은 전신 마취 없이 서너 시간 만에 끝낼 수 있고 수술 후에는 곧바로 일상생활로 복귀할 수 있어 삶의 질 측면에서도 아주 좋은 치료법이다. 그러나 단점도 있다. 완치되기까지 상당한 시간이 걸린다는 것이다. 병변의 종류에 따라서 그 기간이 다르지만 뇌동정맥기형의 경우 약 2년이 소요된다. 따라서 완전히 치유되기까지의 2년 동안은 출혈의 위험성에 노출되어 있는 셈이다.

환자의 감마나이프 수술은 그 자체는 성공적이었으나 수술 후 약 2개월이 지나서 출혈이 발생했다. 다행히 출혈의 정도가 심하지 않아서 큰 장애를 남기지 않고 회복되었다. 의사와 환자 모두 불안한 마음을 떨칠 수 없었지만 한 번 더 기다려보기로 했다. 하지만 얼마 지나지 않아 환자는 다시 출혈을 일으켰고 결국 개두술을 통한 직접 제거술을 시행할 수밖에 없었다. 뇌동정맥기형에 대하여 감마나이프 수술을 시행하면 병변의 크기에 따라 다소 차이는 있으나 대개 90% 정도에서 출혈 없이 완치되는

데 그 경우는 출혈이 두 번이나 발생했으니 흔치 않은 경우였다.

뇌혈관 수술이 전문인 선배에게 부탁해 개두술을 시행했다. 하지만 일이 계속 꼬였다. 병변은 잘 제거되었는데 수술 후 부종이 발생해 환자는 한때 사경을 헤매기까지 했다. 결국 우측 반신에 마비 증상을 남기고 환자는 퇴원했다. 어머니의 눈빛에서는 원망의 빛이 역력했다. 나도 최선을 다하기는 했으나 미안한 마음을 금할 수 없었다.

그 후 우리 병원에 마음이 많이 상했는지 재활 치료는 다른 병원에서 받겠다며 발길을 돌렸다. 치료가 쉽지 않은 병이고 수술 전에 여러 차례 자세한 설명을 했지만 결과가 만족스럽지 못하니 보호자의 입장에서는 당연한 일이리라. 요즈음도 텔레비전에서 활발한 활동을 하는 그분을 보곤 한다. 그분을 볼 때마다 '배우는 아무리 슬픈 일이 있어도 관객을 즐겁게 해주어야 하는 사람'이라는 어느 연기자의 말이 떠오른다. 의사의 관점에서는 최선을 다한 결과이니 어쩔 수 없었다고 자위해보기도 했지만 조금 더 따뜻한 마음으로 자주 보호자와 의견을 교환했으면 좋았을 것이라는 아쉬움이 남는다.

스미스소니언박물관 유일의 한국인 큐레이터

2008년 6월, 은사님의 부탁으로 한 환자를 진료하게 되었다. 외래 진료실로 들어온 사람은 여든을 넘긴 할머니였는데 생김새나 말투가 예사롭지 않았다. 정말로 예쁘고 곱게 늙은 분이었는데 꼿꼿한 자세로 조리 있게 질문에 답했다. 대동한 보호자는 아들이라고 했는데 나이가 마흔다섯쯤 되는 서양인이었다. 병력을 들어보니 약 2년 전인 2006년에 미국에서 유방암으로 진단받고 수술과 방사선 치료를 시행했으나 재발하여 항암 치료도 받았다고 했다. 3개월 전쯤 걸음걸이가 불편해져서 뇌 MRI를 시행한 결과 뇌전이가 관찰되었다고 했다. 할머니는 워싱턴 D.C.에서 혼자 살았는데 병이 심해져 한국에 살고 있는 아들에게로 온 것이었다. 환자가 고령인 데다 뇌병변이 5개나 되니 치료가 쉽지 않았다. 한국어를 알아듣지 못하는 아들에게 그 사실을 영어로 설명했다. 뇌병변에 대해서는 감마나이프 수술을 시행하기로 결정하고 신경외과 병동에 입원시켰다.

할머니에게 감마나이프 수술을 시행하면서 할머니와 그 아들로부터 그들의 특별한 가족사를 듣게 되었다. 할머니는 일제강점기에 경기여자고등학교를 졸업하고 일본의 니혼日本대학에서 유학한 수재였다. 해방이 되고 1948년, 국비 장학생으로 선발되어 미국의 워싱턴주립대학교에서

민속학을 전공했다. 졸업 후 미국 국방외국어대학Defense Language Institite에서 한국어 강사로 근무하다가 1965년 워싱턴D.C.에 있는 스미스소니언박물관의 큐레이터로 발탁되었다. 스미스소니언박물관은 1846년 설립된 종합박물관으로 세계적으로 유명한 박물관이다. 조국 사랑이 남달랐던 할머니는 박물관 유일의 한국인 큐레이터였다. 할머니는 박물관이 보관하고 있던 한국 관련 유물을 정리, 보관, 전시하는 데 힘썼으며 관련 책도 여러 권 엮었다. 결국 할머니의 이런 노력은 2007년 스미스소니언자연사박물관 내에 한국관 개관이라는 결실을 맺게 되었다. 하지만 병환 중이었던 할머니는 한국관 개관식에는 직접 참석하지 못했다.

또한 할머니는 불법 반출되어 당시 스미스소니언박물관에서 보관 중이었던 한국 관련 유물의 반환에도 앞장서 중요문화재 93점이 국내로 돌아올 수 있게 했다. 할머니는 특히 고종과 순종 황제의 어보 반환이 기억에 남는다고 했다. 짧은 입원 기간이었지만 할머니와 친해져서 저서인 『An Ethnography of Hermit Kingdom』도 한 권 선물받았다. 할머니의 아들은 한국계 미국인이었는데 서울 힐튼호텔의 책임자로 일하는 보기 드문 효자였다. 할머니는 미국에서 스웨덴 출신의 미국인 대학 교수와 결혼했다. 사이에 1남 1녀를 두었는데 이후 남편과는 이혼했고 몇 년 전 안타깝게도 딸을 잃었다. 그래서 당시 남아 있던 할머니의 혈육은 아들 뿐이었다.

할머니의 수술과 치료는 성공적으로 끝났고, 퇴원 후 용태 또한 많이 호전되었다. 하지만 해가 바뀌어 2009년 3월 무렵 아들이 다시 외래를 방문했다. 어머니가 연초부터 상태가 다시 나빠졌는데 추적 관찰을 위해서 시행한 MRI에서 새로운 병변이 발견되어 상의차 온 것이었다. 관찰 결과 뇌의 상태가 악화되어 있었다. 한 번 더 감마나이프 수술을 권유했다. 입원한 할머니는 지난번보다 많이 쇠약해진 상태였다. 마음이 좋지 않았다. 다행히 두 번째 감마나이프 수술도 무사히 마쳤다. 그때도 아들의 변함없이 극진한 간호가 인상적이었다. 할머니는 오래전부터 심장이 좋지 않아서 치료를 받고 있었는데 첫 번째 감마나이프 수술 후 뇌경색도 발생해 고생했다고 했다. 이후로 할머니는 거의 만날 수 없었고, 주로 아들이 외래에 드나들면서 할머니 병세를 전해주었다. 할머니는 아들이 근무하는 힐튼호텔에 머물렀는데 상태가 나빠지면서 근처 병원에 입원했다고 했다. 그로부터 몇 개월 후 할머니가 끝내 눈을 감았다는 소식을 전해 들었다. 한국의 유물과 문화재를 위해 헌신했던 할머니의 인생이 떠올라 자연스레 고개가 숙여졌다.

그 후로 다시 시간이 꽤 흐르면서 나도 모자에 대한 기억을 서서히 잊어가고 있었다. 그런데 2011년 5월의 어느 아침, 조간신문에서 아들의 기사를 보게 되었다. 그가 최근 세계 최대의 민간관광기구인 국제 스콜(SKAL) 서울 클럽의 신임 회장으로 선출됐다는 소식이었다. 2012년 10월에 있을 세계 총회를 서울에 유치하는 데 공로가 큰 신임 회장을 인터뷰한 기사였다. 기사에는 내가 들어 대략적으로 알고 있었던 할머니의 가족사도 같이 소개되어 있었다. 따뜻한 마음으로 할머니와 아들을 떠올리며 기사를 읽어가다 몰랐던 사실을 알게 되었다. 할머니의 남동생은 1994년, 43년 만에 북한을 탈출하여 한국으로 귀환했던 첫 번째 국군포로였다. 당시 세간에 화제가 되었던 일이라 텔레비전과 신문을 통해 많이 접했었다. 할아버지 한 분이 군복에 중위 계급장을 달고 젊은 사단장에게 전역 신고를 하는 장면이 기억에 남아 있었다. 그분의 꼿꼿했던 모습하며 약간 긴 얼굴이 할머니와 많이 닮은 것 같았다. 한 사람은 미국에서, 다른 한 사람은 생지옥 같은 북한에서 조국을 잊지 못하는 마음도 똑같았다는 사실에 다시 한 번 숙연해졌다.

사하공화국에서 온 여인

2012년 여름, 외래 진료실에 한 외국인 환자가 찾아왔다. 요즈음 우리 나라 병원에서 심심치 않게 볼 수 있는 풍경이다. 환자는 12살 된 남자 아이였는데 오른쪽 팔다리를 잘 쓰지 못했다. 환자는 20대 후반의 통역 여성과 30대 후반의 어머니와 함께였다. 그들은 러시아어로 대화했는데, 어머니와 아이는 생김새로 보아 러시아인보다는 동양인에 가까웠다. 통역으로 따라온 사람은 우즈베키스탄 출신의 고려인이었다. 내가 한국어로 통역에게 이야기하면 통역은 유창한 러시아어로 환자 어머니에게 설명했고 이어서 어머니는 아들에게 러시아어가 아닌 다른 언어로 뭔가를 이야기했다.

통역에게 환자 모자가 러시아에서 온 것이 아니냐고 물었더니 그들은 동시베리아 북서쪽에 위치한 사하공화국Republic of Sakha에서 왔다고 했다. 환자도 러시아어를 조금 알지만 자기네 나라말인 야쿠트Yakut어에 익숙해서 어머니가 다시 아들에게 통역해주는 것이라고 덧붙였다. 우리나라 사람들에게는 이름조차 생소한 그 나라에서 어떻게 한국의 병원까지 오게 되었냐고 물었다. 통역에게 그 질문을 듣자마자 환자의 어머니는 손에 쥐고 있던 아이패드를 들어 보이며 인터넷을 통해서라고 답했다.

환자의 병명은 뇌동정맥기형이었다. 환자는 쌍둥이로 태어났는데 출생할 때 발부터 나왔다고 했다. 자라면서 발육이 더디고 지능 발달도 늦어 부모는 걱정이 많았다. 수년 전부터는 오른쪽 팔다리를 잘 쓰지 못해서 신경계 질환 치료에 유명하다는 러시아 부르덴코Burdenko 병원도 찾아갔다. 하지만 그곳에서는 환자의 병명에 대해 확실한 진단을 내리지 못했다. 그 병원에서 MRI를 찍었을 텐데 왜 몰랐을까 의문이 들어 물어보니 환자의 어머니는 MRI를 찍긴 했지만 해상도가 낮아서 몰랐을 것이라고 했다. 유명한 병원의 MRI 해상도가 낮다는 말이 다소 의아한 답변이었지만 그 후 환자의 어머니는 한국의 의술이 뛰어나다는 정보를 인터넷을 통해 알아내 어렵게 한국까지 오게 되었다고 했다.

　외래 진료 후 며칠이 지나 감마나이프실에서 환자를 포함한 세 명과 다시 마주했다. 뇌동정맥기형의 주된 치료법은 개두술이지만 그 환자의 경우 병변이 뇌의 매우 깊숙한 곳에 있어서 감마나이프 수술을 하기로 했다. 환자의 머리에 정위틀을 씌우고 혈관조영술과 MRI를 촬영한 후 컴퓨터 프로그램을 이용해 수술 계획을 세웠다. 이후 환자를 감마나이프 기계에 누이고 치료를 시작했다. 환자가 감마나이프 수술을 받는 동안 의사는 치료실 밖에서 모니터를 통해서 환자 상태를 지켜본다. 필요할 때 환자와 인터폰으로 이야기해야 하므로 어머니와 통역을 옆에서 대기하도록 했다.

　감마나이프 수술은 별 문제 없이 성공적으로 끝났다. 그 사실을 환자의 어머니에게 설명해주었더니 몹시 기뻐했다. 아이의 치료를 위해 생소한 이국까지 온 아이의 어머니에게 사하공화국이란 나라에 대해 물었다.

환자와의 인연이 아니었다면 영원히 몰랐을 수도 있던 나라였지만 어떤 국가인지 몹시 궁금했다.

사하공화국은 야쿠티아공화국Republic of Yakutia이라고도 하는데 전 영역의 40%가 북극권에 속하기 때문에 겨울에는 몹시 춥다고 했다. 주민은 대부분 터키계 야쿠트인과 러시아인이란다. 사하공화국의 수도는 야쿠츠크Yakutsk라는 도시로, 전체 인구는 약 100만 명이고 수도의 인구가 약 24만 명이다. 1920년대에 자치공화국으로 수립되었고 현재도 러시아 내의 자치공화국 중 하나이다. 공화국의 면적이 상당히 넓지만 주로 추운 삼림지대이다. 소고기와 말고기를 주로 먹으며 보드카를 즐겨 마시고 추위를 이기기 위해 집집마다 '버냐Bunya'라는 사우나 비슷한 시설이 있다고 했다.

도대체 얼마나 추운지 묻는 내게 환자의 어머니는 한겨울에는 평균 기온이 영하 45도쯤 되고 가장 추울 때는 영하 65도까지도 떨어진다고 했다. 우리는 상상도 할 수 없는 살인적인 추위였다. 난방은 페치카로 하는데 다행히 숲이 풍부하게 조성되어 있어 땔감은 풍부하단다. 숲이 울창해서 늑대, 곰 등이 꽤 많은 편인데 곰 사냥을 하러 돌아다니는 사냥꾼들이 있을 정도라고 했다. 다이아몬드, 금, 우라늄 등의 자연 자원이 풍부해서 광업이 사하공화국의 가장 중요한 산업이지만 날씨도 춥고 또 야생동물이 많아 모피도 중요한 산업의 하나라고 이야기하면서 환자의 어머니는 "신神이 우리나라를 지나가다가 하도 추워서 갖고 있던 다이아몬드와 금을 떨어뜨렸다"는 우스개를 곁들였다.

나는 아이의 치료를 위해 한국행을 결정하고 이렇게 이국까지 와서 치료를 받게 되었는데 비용 문제는 괜찮으냐고 물었다. 그녀는 남편은 교통경찰이고 자신은 관공서에서 사무를 담당하고 있는데 경제적으로 그리 넉넉한 형편이 아니라 이번에 돌아가면 다시 오기는 어렵다고 했다. 앞으로 어떻게 하면 좋겠느냐며 한숨을 쉬는 환자의 어머니를 보자니 마음이 무거워졌다. 나는 수술 이후의 추적 관찰 일정을 설명했다. 직접 오기 어려운 상황이니 그곳에서 MRI를 찍어서 이메일로 보내면 보고 답을 해주겠다고 했다. 환자의 어머니는 반색하며 거듭 감사의 인사를 했다.

　이야기가 끝나고 일어서면서 환자 어머니는 조심스럽게 나와 함께 기념사진을 찍어도 되는지 물었다. 흔쾌히 승낙하고 환자 모자와 사진을 찍었다. 아직 젊은 나이지만 자식의 치료를 위해 국경도 넘는 지극한 모성애를 지닌 환자의 어머니에게서 한국 어머니들의 억척스러움이 그대로 느껴졌다. 결국 모성애란 동서고금을 막론하고 불가능한 많은 것들을 가능하게 만드는 위대한 정신임을 다시 한 번 느꼈다.

We&Brain

약이 된 쓰디쓴 경험

두개골이 열린 후 경막을 절개하면 브레인이 노출된다. 본격적으로 병변에 대한 직접적인 공격을 해야 할 시점이다. 어른 키보다 큰 수술 현미경을 수술대 옆으로 밀어 넣는다. 수술실의 조명이 꺼지고 현미경에서 나오는 수술 부위를 비추는 동그란 불빛만이 남는다. 노르스름한 색깔의 울퉁불퉁한 브레인의 표면에는 선홍빛의 동맥과 검붉은 정맥이 어지럽게 교차한다. 매의 눈과 사자의 심장을 가져야 하는 신경외과 의사의 고독한 여정이 본격적으로 시작된다. 왼손에 흡입기, 오른손에 지혈용 전기 감자를 들고 수술을 진행한다. 수술에 따라 다르지만 5시간이 걸리기도 하고 10시간이 걸리기도 한다. 중요한 혈관이나 신경 근처에서 작업할 때는 숨이 멈추는 것 같다. 생각처럼 일이 잘 진행되지 않을 때는 아무리 침착하려고 해도 짜증이 난다. 하지만 수술자가 짜증을 내기 시작하면 자제력을 잃어 환자는 낭떠러지로 떨어진다. 힘들 때는 심호흡을 해서 평상심을 유지하려고 애쓴다. 수술실에는 호흡기가 작동하는 소리, 모니터링 기계음, 그리고 간호사의 손놀림에서 나는 작은 소음만이 있을 뿐이다. 특별한 돌발 상황이 아니면 오랫동안 수술실은 침묵의 연속이다. 우여곡절 끝에 계획한 대로 수술이 끝나고 나서야 긴 안도의 한숨을 쉴 수 있다.

당신의 뇌 건강법은?

선천적으로 건장하고 튼튼한 신체를 타고난 사람들도 있지만 다소 허약한 체질이라도 꾸준한 자기 노력으로 건강을 유지하면서 장수하는 사람도 많다. 또한 질병이나 사고로 뇌를 다쳐 신체의 일부가 마비되었던 환자가 반복적인 재활 치료로 정상인 못지않은 활동을 하는 사례도 심심치 않게 접한다. 후천적 노력으로 육체적 건강을 이룰 수 있다는 것을 보여주는 예들이다.

이는 육체적인 건강뿐 아니라 정신적 건강이나 지적 능력도 마찬가지이다. 각종 시험에서 수석 합격을 차지한 사람들의 이야기를 들어보면 규칙적이고 꾸준한 노력이 가장 중요한 성공의 비결이라고 이구동성으로 이야기한다. 천재는 타고 나는 것이 아니라 노력의 결과로 만들어지는 것이라는 옛말의 증명인 셈이나.

문제는 어떻게 스스로 노력하는가이다. 육체 건강을 유지하기 위해서는 여러 가지 운동을 규칙적으로 하면 된다고 어렵지 않게 생각할 수 있다. 더군다나 요즈음은 남녀노소를 불문하고 건강에 대한 인식이 높아져 동기 유발도 그렇게 어렵지 않다. 하지만 정신 건강을 유지하기 위한 노력은 입학시험을 앞둔 학생이나 자기 발전 의지가 강한 젊은 시절이 아니라면 동기 부여가 쉽지 않다.

1974년, 정신없이 바빴던 의과대학 학생 시절의 기억이다. 의과대학 학장님이 연세가 지긋한 강사 한 분과 함께 강의실로 들어왔다. 어려운 공부로 머리가 아플 학생들에게 잠시의 휴식도 선사할 겸 앞으로 의사로 살아가는 데 필요한 도움말도 들을 겸 해서 대선배님의 특강을 준비했다는 설명이었다.

강사님은 우리 의과대학의 정신과 교수 출신으로 학장도 역임했던 분이었다. 당시 선생님의 나이가 일흔이었는데, 약 40년 전의 일이니 현재의 일흔 살보다 훨씬 노인으로 여겨지던 나이였다. 강의는 약 한 시간 정도 이어졌는데 강의 내용 중 아직까지 기억에 남아 있는 이야기가 있다.

선생님은 일흔의 나이에도 여기저기 강의를 다니며 왕성한 활동을 했는데 이동할 때는 대중교통 수단인 버스를 이용했다. 항상 만원인 버스를 짧게는 몇십 분 길게는 한 시간 가까이 타야 했는데 아무 것도 할 수 없는 그 시간이 몹시 아까웠다. 그래서 생각해낸 것이 구구단의 확장이었다. 원래 구구단이 $9 \times 9 = 81$에서 끝난다는 것은 누구나 아는 사실이다. 선생님은 $10 \times 1 = 10$, $10 \times 2 = 20$……, $11 \times 1 = 11$, $11 \times 2 = 22$…… 등으로 구구단이 아니라 이십이십단, 삼십삼십단으로 계속해서 확대한다는 것이었다. 아무 생각하지 않고 우두커니 있으면 뇌가 녹스는 것 같아 시작했는데 하다 보니 재미도 있고 또 늘 뇌를 사용하니 뇌가 반들반들해지는 것 같아 기분이 좋다고 했다. 웬만한 곱셈, 나눗셈을 즉석에서 답하니 주위 사람들이 어떻게 암산을 그렇게 잘 하냐며 깜짝깜짝 놀란다고 했다.

당시 강의를 들을 때는 단순히 좀 특이한 분이라고 생각했었는데 이상하게도 그 이야기가 지금까지 기억에 남아 있다. 지금처럼 치매라는 말이 일반화되지 않았던 시기에 선생님은 자신만의 치매 예방법을 시대를 앞당겨 시행했던 것이다.

선생님은 일제강점기, 경성제국대학 의학부 제1회 졸업생이었다. 수많은 논문 발표 등의 학문적 업적은 물론이고 행정 능력까지 갖춘 분으로 서울대학교 의과대학 부속병원장, 서울대학교 의과대학 학장, 대한의사협회 회장을 역임했다. 이러한 객관적인 업적 외에도 선생님은 기발한 생각을 많이 해서 후배들에게 깊은 인상을 남긴 분이었다. 그중 지금까지도 후배들의 입에 오르내리는 것이 당신 장례식에서의 인사말이다. 본인의 장례식에서 인사말이라니 정말 해괴한 일이다. 1905년에 출생한 선생님은 1977년 73세의 나이로 생을 마감했다. 그런데 선생님은 본인의 빈소에 다녀갈 이들을 위해 생전에 인사말을 녹음해놓았다. 장지로 가는 버스 안에서 "바쁘신 중에도 저의 장례식에 참석해주셔서 대단히 감사합니다"라는 생전의 육성이 스피커에서 흘러나오니 동료를 비롯한 선후배들이 혼비백산했다는 것은 유명한 일화이다. 뛰어난 머리를 타고나기노 했지만 자신의 문상객에게까시 미리 인사를 남긴 분이니 당신의 바람대로 돌아가실 때까지 뇌가 반들반들하게 윤이 나는 새 것과 같았으리라.

이제 현대인의 수명은 과거에 비해 현격히 늘어났다. 사람들의 수명이 늘어남에 따라 노인 건강, 그중에서도 특히 정신 건강이 중요한 이슈로 부상했다. 이는 비단 노인뿐 아니라 현재 노인을 부양하고 있고 앞으로는 노년을 보내야 하는 젊은 층에서도 큰 관심사이다. 이에 따라 많은 사람들이 정신 건강 유지를 위해 병원을 찾는다. 하지만 특정 질병으로 인한 치매 등은 의학적 수단에 의해서 해결될 수 있지만 일반적인 정신 건강은 스스로 해결해야 할 몫이라고 생각한다. 앞서 이야기한 구구단의 확장 등은 좀 특이한 방법이라 일반화할 수는 없지만 계속적인 두뇌 활동이 정신 건강 유지에 필수조건이라는 데는 반론의 여지가 없다.

평범한 방법이라 생각할지도 모르지만 나는 정신 건강을 위해서 독서를 권하고 싶다. 독서는 새로운 사실을 알게 되는 즐거움뿐 아니라 상상의 나래를 마음껏 펴볼 수 있다는 점에서 텔레비전이나 인터넷과는 차별화된다. 노인들이 새로운 책이 읽기 어렵고 힘들다면 옛날에 읽었던 책을 다시 읽는 것도 좋은 방법이다. 똑같은 내용이라 할지라도 많은 인생 경험이 쌓인 노년의 독서는 젊은 시절에는 몰랐던 새로운 느낌을 줄 것이다. 우두커니 앉아서 잡담이나 음주로 시간을 보내기보다는 잠깐씩이라도 독서로 시간을 보낸다면 정신 건강에도 훨씬 유익하다. 물론 나이가 들면 시력의 저하로 현실적으로 장시간 독서는 무리가 있다. 요즘은 오디오북이나 책 읽어주는 라디오 프로그램 등도 많이 있으니 그렇게 독서를 시도하는 것도 좋은 방법이다. '뇌를 반들반들 윤이 나게 하는 것'은 결국 뇌를 끊임없이 써주어야 한다는 말과 다름없으니까 말이다.

우리에게 전두엽이 없다면

1979년 봄날이었다. 간호사가 1인용 병실에서 질겁하고 뛰어나왔다. 미혼의 젊은 간호사였는데 잔뜩 겁에 질린 표정이었다. 병동에서 일을 하다가 그 광경을 목격하고 이유를 물었다. 간호사는 대답 대신 상기된 표정으로 병실에 가보라고 했다. 급히 병실 문을 열고 들어가니 환자가 벌거벗은 채로 있었다. 보호자가 잠깐 자리를 비운 사이에 간호사에게 달려든 것 같았다.

심한 뇌 손상을 당해 뇌수술을 받은 50대 후반의 남성 환자였다. 달포 전에 교통사고 때문에 빈사 상태가 되어 응급실로 실려왔다. 신경학적 검사를 해보니 환자는 의식이 전혀 없었고 양쪽 동공이 모두 확대되어 아주 위중한 상태였다. 응급으로 뇌 CT를 시행했다. 우뇌와 좌뇌 모두 앞쪽이 심하게 손상되었고, 심한 뇌좌상과 뇌내혈종이 발견되었다.

교수님의 집도로 응급수술을 시행했다. 수석 전공의가 제1조수, 내가 제2조수로 수술에 참여했다. 교수님은 능숙한 솜씨로 수술을 진행했다. 상대적으로 더 심하게 손상된 우측 전두엽은 혈종과 손상된 뇌를 과감하게 절제했다. 좌측 전두엽은 혈종만 제거하면서 제한적으로 아주 심하게 손상된 뇌조직만 일부 제거했다.

나는 아무것도 모르는 신참 전공의로서 긴장 속에서 수술을 돕느라 이런저런 생각을 할 여유가 없었다. 그러나 딱 한 가지 기억에 남는 교수님의 말은 '양쪽 전두엽을 모두 제거하면 안 된다'는 것이었다. 이미 양측 전두부를 심하게 다쳤지만 수술 때문에 더 이상의 손상을 주면 안 된다는 뜻이었다. 수술의 목적은 혈종과 이미 쓰지 못하게 된 뇌조직을 제거하여 뇌압을 조절하는 것이었다. 뇌압 상승으로 인한 더 이상의 뇌 손상을 막아 생명을 부지하게 되면 환자는 회복된다. 회복 후 삶의 질은 얼마나 정상조직을 잘 보존했느냐에 달려 있었다. 특히 양쪽 전두엽을 모두 제거하면 정동情動 장애가 나타나기 때문에 더욱 조심스러운 수술이었다.

환자는 수술 후 한 달 가까이 혼수상태였으나 서서히 의식을 회복해 의사소통이 가능하게 되었고, 사지도 멀쩡해서 자유로운 보행도 가능했다. 부인이 병실에서 숙식을 같이하며 극진히 간호했다. 그런데 어느 정도 회복이 되면서 문제가 발생했다. 부인에게 막말을 하고 툭하면 욕까지 하는 것이었다. 치료 중에도 입에 담기 어려운 욕을 부인에게 해서 옆에 있던 의사조차 민망해지기도 했다. 주로 성적性的인 막말이었는데 부인은 당황해 어쩔 줄을 몰랐다. 환자는 원래 모기업의 임원으로 평소 아주 점잖은 사람이었다고 하니 부인의 당황스러움은 충분히 짐작할 수 있었다.

뇌의 전두엽에는 여러 가지 기능이 있다. 전두엽의 가장 뒤쪽은 팔다리의 운동을 담당하는 매우 중요한 부분이다. 운동기능을 담당하는 부위 이외의 전두엽은 사람이 인간다움을 유지하는 데 중요한 기능을 한다. 기억력, 주의력 등은 물론이고 인격을 만들고 도덕심을 갖게 하는 기능도 있다.

　사람은 성장하면서 상황에 따라 예의를 갖출 줄 알고 주어진 상황에 알맞게 대응하는 방식을 익힌다. 아무리 더워도 적당히 옷을 갖춰 입고 아무리 화가 나도 말을 순화해서 한다. 전두엽은 그런 판단능력과 행동을 지배하는 부위라고 할 수 있다. 따라서 여기에 문제가 생기면 정동 장애가 발생한다. 상황에 부적절하게 반응하고 예의를 갖춰 사람을 대하지 못한다. 막말을 하고 이성에 대한 성적 관심을 아무 데서나 노골적으로 표시한다. 타이르고 이해시키려고 해도 소용없다. 환자 자신이 스스로 통제할 능력을 상실했기 때문이다. 의학적으로는 전두엽이 우리의 행동이나 사고를 통제하는 장치의 역할을 하는데 이것이 망가지면 억제기능이 소실되어 본능적인 욕구가 그대로 표출되는 것으로 이해한다. 이러한 정동 장애는 양쪽 전두엽이 함께 손상되었을 때 발생한다. 만약 손상을 입어 한쪽 전두엽만 완전히 제거하게 되었다고 해도 눈에 보이는 정동 장애는 생기지 않는다.

　꽤 오래전부터 사회적으로도 온라인게임의 유해성이 큰 문제가 되고 있다. 특히 온라인게임에 빠져 있는 학생들은 현저히 학습능력이 떨어진다. 가장 큰 이유는 전두엽의 발달이 저해되기 때문이다. 전두엽 발달에 장애가 일어나 판단능력이 떨어지기 때문에 도덕성의 발달 장애와 함께 학습능력이 낮아지는 것으로 이해될 수 있다.

　환자는 간호사들에게 기피 인물이 되었고 보호자들도 어쩔 줄 몰랐는데 몇 주가 지나면서 많이 좋아졌다. 간혹 엉뚱한 이야기를 하고 혼자 놔두기에는 다소 불안했지만 일단 남 보기에 민망한 행동은 없어졌다. 퇴원할 때가 되어서 부인이 이발소에 데려가 이발을 하고 면도도 말끔히 했다. 외출복까지 입으니 전혀 아팠던 환자 같지 않았다. 수술할 때 무턱대고 양쪽 전두엽을 모두 잘라냈더라면 어림없는 일이었다. 젊은 수술자였다면 깨끗하게 수술한다고 양쪽을 모두 제거했을지도 모르는 일이었다. 30년도 넘었으니 그분들이 지금 생존해 있는지 모르겠다. 놀랍고 당황스러웠을 그 순간에도 냉정을 잃지 않았던 부인의 따뜻한 배려가 생각난다.

약이 된 쓰디쓴 경험

"라면 같은 뜨거운 것을 먹을 때 말이 어눌해지고 오른쪽 팔다리에 힘이 빠지는 현상 때문에 입원한 6세 남자 아이입니다."

회의 시간이면 어린이병원에 입원한 환자를 보고할 때 흔히 듣는 이야기이다. 이런 현상이 어떤 아이는 학교에서 피리를 불 때 나타기도 하고 또 어떤 아이는 엄마에게 야단을 맞고 심하게 울 때 나타나기도 한다. 바로 '모야모야병' 환자의 전형적 증세이다.

뇌는 우리 몸의 모든 기능을 조절하는 사령탑이기 때문에 많은 양의 영양분과 산소를 필요로 한다. 뇌는 영양분과 산소를 운반하는 혈액이 약 5분간만 공급되지 않아도 영구 손상을 입는 아주 민감한 조직이다. 따라서 우리 몸은 뇌에 항상 일정하게 혈액이 공급되도록 설계되어 있다. 뇌로 가는 산소기 늘고 이산화탄소가 줄어들면 혈관은 수축하고, 반대로 이산화탄소가 늘고 산소가 줄어들면 혈관이 확장되어 뇌는 안정적으로 혈액을 공급받는다. 정상인이라면 이러한 과정이 그때그때 자동으로 알맞게 작동하는데 이를 '뇌혈관의 자동조절 능력'이라고 한다.

'모야모야병'은 일반인에게는 다소 생소한 뇌혈관 질환이다. 일본 신경외과 의사들이 처음 보고했는데 원인 없이 양측 내경동맥이 좁아지거나 막히는 질환이다. 뇌로 가는 큰 내경동맥이 막히니 주위의 작은 혈관들이 뇌에 혈액을 공급하기 위해 상대적으로 비대해진다. 이렇게 비대해진 혈관 모양이 꼭 담배연기가 피어오르는 것 같다 하여 일본어 표현 그대로 '모야모야병'이라고 명명했다.

이 질환을 앓는 환자들은 혈액 공급이 원활하지 않기 때문에 평소에도 혈관들이 최대로 확장되어 있다. 그런데 뜨겁고 매운 라면을 먹을 때나 심하게 울 때는 자기도 모르게 평소보다 숨을 깊게, 또 많이 쉬게 되기 때문에 혈액 내의 이산화탄소의 양이 줄어든다. 이에 따라 뇌혈관이 수축되어 혈액 공급이 줄게 되니 힘겹게 이어가던 뇌기능에 이상이 발생한다. 따라서 일시적으로 운동 장애 등이 나타나는 것이다. 모야모야병은 일본이나 한국 등 동양권에서 많이 발생하며 어린이에게 흔하지만 어른에게서 발생하기도 한다. 그동안 병의 원인 규명을 위해 많은 노력을 기울였으나 아직 정확한 원인은 불명이고 수술을 통해서 혈액의 우회로를 만들어주는 방법으로 환자를 치료한다.

전공의 때였으니 1970년대 말이었다. 장년의 남성이 시력이 좋지 않아서 시행한 검사 결과, 뇌하수체종양이 발견되었고 수술을 위해 신경외과에 입원했다. 뇌하수체종양은 시신경의 바로 아래쪽에서 발생하기 때문에 시력 장애로 증상이 나타나는 경우가 흔하다. 요즈음은 뇌하수체종양 제거술을 코를 통해서 시행하지만 당시에는 두개골을 절개하는 개두술을 통해서 하는 것이 보통이었다. 수술은 별 탈 없이 잘 되었고 종양도 완전히 제거되어 눌렸던 시신경이 만족스럽게 원상 복귀되었다.

그런데 문제는 수술 직후에 발생했다. 환자가 앞이 보이지 않는다는 것이었다. 여러 가지 검사를 해보았으나 수술 부위에서는 전혀 이상 소견이 없었다. 그렇다면 환자는 왜 시력을 상실했을까? 알 수가 없으니 의사도, 환자도 답답하기만 했다.

마지막으로 환자의 뇌혈관 상태를 알아보기 위해서 뇌 혈관조영술을 시행했다. 그러자 당시 임상에서는 거의 경험할 수 없었던 특이한 형태의 모야모야병이 발견되었다. 그 환자의 경우 뇌로 공급되는 혈액이 충분하지 못해서 두피를 통한 혈액 공급이 이루어지고 있었는데 개두술을 시행하다 보니 두피를 통한 혈액 공급이 차단되어 시력을 관장하는 양쪽 후두부에 뇌경색이 발생한 것이었다. 의사의 입장에서는 원인이 밝혀져서 다행이었지만 환자의 시력은 회복되지 못했다. 문헌을 찾아보았지만 이러한 경우는 전 세계적으로 보고된 바가 없었다. 이후로 모야모야병 환자는 개두술을 시행할 때 두피를 통한 혈관이 손상받지 않도록 해야 한다는 사실을 알게 되었다. 이 내용을 내 생애 처음으로 논문으로 작성해 보고했는데 지금도 모야모야병 환자를 볼 때마다 그 환자의 치료 과정이 생각난다.

2010년, 우리 신경외과가 중심이 되고 전 세계의 모야모야병 권위자를 필자로 망라한 영문으로 쓰여진 『모야모야병의 최신 지견Muyamoya Disease Update』이란 단행본이 유명한 스프링거 출판사에서 발행되었다. 이는 특히 어린이병원에서 불철주야 노력한 선후배님들의 노력의 결과이다. 이 책은 출간 이후, 전 세계적으로 모야모야병에 대한 중요한 지침서가 되었다. 창설 50년 만에 이렇게 세계적 수준으로 성장한 우리 신경외과가 너무 자랑스럽다.

그만 클래요

농구나 레슬링 혹은 씨름 선수 중에 비정상적으로 키와 체격이 큰 사람들이 있다. 신체 조건으로 봐서는 엄청난 경기능력을 보여주어야 할 텐데 실제로는 대부분 행동이 굼뜨고 기술 수준이 그리 높지 못하다. 이런 이들은 생김새도 특징적이다. 얼굴이 크고 눈 위의 뼈가 툭 튀어나왔으며, 턱은 주걱턱이고 유달리 큰 손발을 가졌다. 또한 대부분 키가 2미터를 훌쩍 넘는다.

이들은 학창 시절에는 눈에 띄는 키와 체격 조건으로 인해 운동부 감독들의 스카우트 대상이 되어 농구부나 씨름부 등에 들어가 운동을 시작하는 경우가 많다. 워낙 체격이 좋아 처음에는 뛰어난 기량을 보이지만 갈수록 발전이 없다. 더군다나 커다란 체격에 맞지 않게 쉽게 피로해 하고 기술을 습득하는 것이 더디다. 각광 받던 초대형 신인이 소리 소문 없이 사라져버린다. 이런저런 이유로 사회에 잘 적응하지 못하는 경우가 많고 큰 키 덕분에 호텔이나 음식점의 수위로 손님들의 눈길을 끄는 일을 하기도 한다.

사람의 키나 체격이 커지려면 성장호르몬이 있어야 한다. 성장호르몬은 키가 한창 자라는 청소년기에 뇌의 일부인 뇌하수체에서 많이 분비된다. 뼈의 성장판이 성장호르몬의 영향으로 키를 키우는데 성장판이 닫히면서 키 성장은 멈춘다. 그런데 성장판이 닫히기 전에 성장호르몬이 병적으로 과다하게 분비되면 키가 필요 이상 자라게 된다. 청소년기에 뇌하수체종양 때문에 성장호르몬이 과다하게 분비되면 이러한 현상이 생길 수 있는데 이를 '거인증'이라고 한다.

그런데 뇌하수체종양이 있으면 성장판이 닫힌 후에도 성장호르몬이 과다하게 분비될 수 있다. 이 경우는 키가 자랄 수 없으므로 몸의 말단부가 커진다. 손끝, 발끝, 코끝, 턱끝 등이 커지는 '말단비대증'이 생기는 것이다. 거인증이나 말단비대증은 성장호르몬을 분비하는 뇌하수체종양을 가능한 한 빨리 수술로 제거하는 길이 가장 좋은 치료방법이다. 종양의 일부만 남아 있어도 계속해서 호르몬을 분비하기 때문에 완전 제거가 필수적이다. 이런 질환은 키나 말단부가 계속 커지는 것도 문제지만 성장호르몬이 대사량을 증가시켜 심장에 부담을 주는 것이 가장 큰 문제이다. 심장 부담은 심장병으로 연결되고 치료를 적절히 하지 못할 경우, 50대를 넘기지 못하고 사망하는 수가 많다.

전공의로 일하던 1980년대 초반의 일이었다. 엄청난 키의 환자가 입원했다. 신장이 2미터 25센티미터였고 체중은 약 130킬로그램이었다. 병실용 침대 하나로는 작아서 침대 2개를 붙여서 비스듬히 누워야만 했다. CT에서 커다란 뇌하수체종양이 발견되었고 혈액 검사에서 성장호르몬이 증가되어 있었다. 성장호르몬을 분비하는 뇌하수체종양에 의한 거인증이었다.

환자 역시 중학교 때부터 키가 동년배에 비해 월등히 컸던 덕에 씨름

부와 농구부에서 활약했다. 하지만 기대와는 달리 두각을 나타내지 못해 이내 그만두었다. 집안 사정도 어렵고 본인도 공부에 뜻이 없어 대학에 진학하지 못하고 그냥 집에서 쉬고 있었다. 하지만 기운이 점점 더 떨어지고 체격도 구부정해지면서 부모가 병원으로 데리고 온 것이었다.

수술을 하기로 결정했다. 지금은 뇌하수체종양을 콧구멍에 내시경을 넣어서 수술한다. 하지만 1980년대 초반에는 개두술을 통한 종양 제거가 표준 치료법이었다. 나는 교수님을 도와서 수술에 참여했다. 쉽지 않은 수술이었다. 예상보다 종양의 크기도 컸고 출혈도 많았다. 교수님의 눈빛과 손놀림에서는 종양의 완전 제거에 대한 의지가 느껴졌다. 당시는 수술 후 남은 종양에 대한 보조 치료법이 개발되지 않은 때여서 환자를 살리는 길은 오직 종양의 완전 제거밖에 없었다.

오전 8시에 수술을 시작했는데 오후 2시로 접어들고 있었다. 다리도 아프고 배도 고프고 빨리 수술이 끝나기만을 고대하며 조수를 서는데 갑자기 교수님이 '아이쿠'라며 낮은 신음을 흘렸다. 정신이 번쩍 드는데 수술 시야가 온통 피로 가득했다. 뇌하수체종양의 양측에는 굵은 경동맥과 해면동이 있어서 완전 제거를 시도할 때 항상 조심해야 한다. 이 환자의 경우 종양이 해면동을 침범하고 있었고 완전 제거를 시도하다 보니 해면동이 터진 것이었다. 속수무책이었다. 피는 계속해서 차오르는데 할 수 없이 솜으로 누르기 시작했다. 여러 개의 솜으로 누르니 피는 어느 정도 멈췄는데 조금 있으니 뇌가 부어올랐다. 해면동은 정맥으로 피를 흘려보내는 역할을 하는데 피가 흘러 나가지 못하니 뇌가 부어오르는 것이었다.

호르몬을 분비하는 뇌하수체종양은 완전 제거가 필수적이었기에 불가항력적인 상황이었다. 수술은 저녁때가 되어서 끝났다. 환자는 회복실로 옮겨졌는데 깨어나지 못했고, 그 후로 의식불명 상태가 오래 지속되었다. 의료진이 거의 1년 가까이 많은 노력을 기울였지만 끝내 환자는 일어나지 못했다.

1980년대 중반 들어 MRI가 수술 전 검사에 활용되기 시작하면서 이제는 수술 전에 종양의 크기, 주위 혈관 침범 정도 등을 자세히 알 수 있다. 어느 쪽을 수술할 때 무엇을 주의해야 하는지를 미리 알고 수술에 임할 수 있게 되었다. 호르몬 분비 종양은 완전 제거가 중요하지만 1990년대 후반이 되면서 불가피한 경우에 조금 남기기도 한다. 남아 있는 경우 감마나이프를 이용한 방사선 수술을 할 수도 있고, 호르몬억제제와 같은 약물로 호르몬을 조절할 수도 있기 때문이다. 수술방법도 내시경 수술이 보편화되어 과거보다는 시야도 좋고 훨씬 안전하고 간편해졌다.

현재와 같이 발달된 의료 환경에서 그 환자를 만났다면 살릴 수 있지 않았을까 하는 생각이 들면 안타깝다. 이제 거인증이나 말단비대증에 대한 의학 정보가 일반인들에게도 꽤 알려져 초기에 병원을 찾는 환자가 많다는 점이 그래도 다행스럽다.

어느 동성애자 대학교수의 뇌생검

독일 외무장관인 귀도 베스터벨레는 2010년 자신의 동성 연인과 공식 결혼했다. 신사복 차림의 두 남성이 나란히 서서 결혼하는 장면을 상상하는 것은 나뿐 아니라 우리나라 사람들에게는 분명 충격적이고 매우 낯선 풍경이다. 결혼이라는 것이 과연 무엇인지 거창하게 고민해본 적은 없지만 소박한 나의 생각으로는 사랑하는 남녀가 만나서 자식을 낳고 하나의 가정을 꾸려 행복하게 살기 위한 출발점이 아닌가 싶다. 이에 대해서는 증명이 필요치 않은 공리처럼 지금까지 의구심을 품어보지 않았다.

그런데 유럽의 많은 국가들과 미국 일부 주에서는 이미 동성결혼이 합법화되어 있다. 동성결혼을 찬성하는 측은 '사랑하는 두 사람이 왜 반드시 남과 여이어야 하느냐'고 말한다. 서로 좋아한다면 결혼의 권리가 있는 것이지 그 두 사람이 남과 남 혹은 여와 여라고 안 될 이유가 있냐는 것이다. 모든 사람에게는 인권이 있고 인권이라 함은 남의 간섭을 받지 않고 스스로 양심에 따라 행동할 수 있는 자유라고 생각한다면 이러한 생각의 변화가 잘못된 것만은 아닌 듯도 하다.

우리나라에서도 『조선왕조실록』에 문종의 세자 시절 세자빈 봉씨가 동성애자였다는 기록이 등장한다. 그러나 동성애는 당시 아주 금기시되고 있어서 엄청난 도덕적, 법적 제재가 뒤따랐다. 결국 세자빈 봉씨도 시아버지인 세종의 분노를 사 폐출되었다. 오늘날도 방송이나 언론 등을 통해 스스로 동성애자라고 밝히는 경우가 없지는 않지만 현재까지는 대단히 드물고 더군다나 법적으로 동성끼리의 결혼은 허락되지 않고 있다.

우리나라에서는 아직 불모지였던 뇌 정위기능 수술에 대한 연구차 독일 퀼른대학교로 떠난 것이 1992년 10월이었다. 퀼른대학교 의과대학병원의 지도교수님 배려로 나 또한 현지 교수들과 똑같이 수술을 하며 병원 생활을 했다. 당시 독일은 우리나라 병원 시스템과는 달라서 모든 환자의 수술자를 주임교수인 과장이 지정해서 알려준다. 나에게도 순번제로 수술 환자가 할당되었는데 어느 날 수술 일정을 보니 뇌종양에 대한 생검 수술이 배당되어 있었다.

환자의 기록을 검토하니 환자는 후천성면역결핍증후군(AIDS)에 걸린 50대 남성이었다. 후천성면역결핍증후군 환자에게서 뇌에 병변이 발생하는 예가 종종 있는데 임파종 아니면 기생충 질환인 톡소플라스마 감염증인 경우가 대부분이다. 그런데 이 두 가지 병변의 치료방법이 판이해서 조직학적 진단을 위해서는 뇌생검이 필요할 때가 있다. 바로 그 환자가 그러한 경우에 해당했다.

후천성면역결핍증후군은 소독되지 않은 주사기를 여러 사람이 같이 사용하는 마약중독자나 동성애자들 사이에서 주로 전파된다. 따라서 그런 사람들은 한눈에 보기에도 보통 사람과는 다르리라 짐작하고 있었는데 환자는 깔끔하게 콧수염을 기른 중년 신사였다. 병록지를 보니 직업은 대학교수였고, 추정 감염 경로는 예상했던 대로 동성애 때문이었다.

대학교수가 동성애자이고 또 이로 인해 몹쓸 병에 감염되었다니 그때까지 나의 상식으로는 좀처럼 이해하기가 쉽지 않았다. 뇌생검은 무사히 끝났고 결국 톡소플라스마 감염증으로 확진되어 항생제 치료를 위해 내과로 전과되었는데 이후 그 환자의 생사 여부는 알지 못한다.

후천성면역결핍증후군은 미국의 유명한 프로농구 선수 매직 존슨이 이 병에 걸렸다고 스스로 고백함으로써 세상에 널리 알려지는 계기가 되었다. 요즈음은 적기에 치료를 잘 받으면 장기 생존도 가능하다고 하니 다행스러운 일이기는 하나 역시 아직까지는 대단히 위험한 질병이다. 그렇지만 이 병이 세상에 크게 알려짐으로 나타난 순기능도 있다. 과거 창궐하던 성병의 발병 빈도가 현저히 줄었다는 것이다. 결국 건전한 성의식과 정상적인 결혼생활이 병의 확산을 막는 가장 현실적이고도 중요한 방법이라고 생각한다.

우리나라에서도 후천성면역결핍증후군 환자가 늘어나는지 뇌생검을 해달라고 내과에서 심심치 않게 의뢰가 온다. 이런 환자는 수술 중 혹시 주사 바늘에 찔리면 의사도 감염의 위험이 있기 때문에 각별한 주의가 필요하다. 지금까지 내가 경험한 우리나라의 후천성면역결핍증후군 환자들은 주로 사회경제적으로 하위층에 속하는 사람들이 많은 편이었고, 특히 외국에서 근무한 경력이 있는 근로자들이 꽤 있었다.

외국과의 교류가 더욱 빈번해지고 무분별한 성매매가 기승을 부리는 작금의 상황을 감안한다면 후천성면역결핍증후군 환자는 우리나라에서 앞으로 더욱 증가할 가능성이 많다. 늘어나는 동성애도 무시 못할 문제이다. 후천성면역결핍증후군은 완치될 수 없는 무서운 병일 뿐더러 가까운 가족들을 전염시켜 가족 모두를 파멸로 몰아넣을 수 있는 병이다. 따라서 개인만의 문제로 끝날 것이 아니라 사회 전체가 함께 걱정하고 대처해야 하는 병이다. 후천성면역결핍증후군이 막 알려지기 시작한 1980년대에 비해서는 이 병에 관한 인식이 많이 개선되었다. 하지만 국가 차원의 적극적인 홍보와 예방책 교육으로 후천성면역결핍증후군에 대한 경각심과 사회적 인식이 더욱 재고될 필요가 있다고 생각한다.

이보다 더 아플 순 없다

'산고産苦'라는 말은 '아이를 낳을 때 느끼는 고통'을 뜻한다. 잘 알려져 있듯이 아이를 낳는 것은 상당히 심한 통증을 동반한다. 그렇다면 분만할 때의 고통이 이 세상에서 가장 아픈 통증일까? 아니면 산고보다 더한 통증이 또 있는 것일까?

통증의 정도를 객관적으로 표시하는 방법은 없다. 동일한 질병을 앓고 있다 하더라도 사람마다 느끼는 고통이 다르고 또 동일인이라 할지라도 상황에 따라서 편차가 있기 때문이다. 의사의 입장에서 상당히 아프리라고 생각되는데도 묵묵하게 꾹 참는 환자가 있는가 하면 큰 상처가 아닌데도 숨넘어갈 듯이 호들갑을 떠는 환자도 있다. 의사는 이런 차이를 감안하고 환자를 대한다.

신경외과에서 다루는 질환 중에 '삼차신경통'이라는 것이 있다. 삼차신경은 얼굴의 좌우에 한 개씩 모두 한 쌍이 있어 각각 얼굴 좌우측의 감각기능을 담당하는 신경이다. 얼굴이 느끼는 차갑거나 뜨거운 감각이나 통각, 촉각 등의 대부분의 감각을 관장한다. 다른 신체 부위도 마찬가지지만 기준치 이상의 자극을 받으면 우리 몸은 통증을 느낀다. 그런데 삼차신경통은 이상하게도 통증을 유발할 만한 외부 자극이 없는데도 굉장히 심한 통증이 나타나는 병이다. 전기가 통하는 것 같은 참을 수 없는 통증이 얼굴에 나타나기 때문에 이 질환을 앓고 있는 환자는 극심한 고통을 느낀다.

환자마다 차이가 있기는 하지만 삼차신경통은 잇몸이 자극되면 통증이 유발되는 경우가 많다. 환자는 음식물을 씹거나 양치질을 할 때 잇몸이 자극되어 통증이 심해지므로 반대쪽 치아로 음식물을 씹거나 심한 경우는 죽이나 미음으로 끼니를 때운다. 따라서 초기에는 삼차신경통을 치과적인 질병으로 생각하고 치아를 뽑는 경우가 흔하다. 양치질을 마음 놓고 할 수 없어 입에서 심한 냄새가 나기도 하고 바람 같은 아주 미세한 자극으로도 심한 통증이 유발되기도 한다. 이런 환자는 손으로 얼굴을 가리고 다니거나 다른 사람이 혹시 얼굴을 건드리지 않을까 겁내면서 생활한다.

의학교과서에서는 삼차신경통을 인간이 경험할 수 있는 가장 심한 통증이라고 설명한다. 내가 경험하기로도 이만한 통증을 호소하는 경우를 다른 병에서 보지 못했다. 통증의 정도를 판정하는 심판이 있다면 삼차신경통을 일순위로 꼽는 데 주저하지 않을 것이다. 여러 번의 출산경험이 있는 어느 여성 환자가 삼차신경통의 고통을 "아이를 낳는 깃보다 10배는 더 아프다"라고 표현했을 정도이다.

2001년 어느 날, 칠순이 넘은 한 할머니가 번개가 치는 것같이 심한 안면 통증 때문에 신경외과를 찾아왔다. 삼차신경통은 증상이 아주 특징적이어서 진단에 큰 어려움이 없다. 문진을 해보니 처음에는 잇몸에 병이 있는 줄 알고 왼쪽 아래 치아를 거의 다 뽑았다고 했다. 환자는 치과 치료 후에도 통증이 계속되니 이 병원 저 병원을 전전했고 결국 삼차신경통으로 진단받아 약물 복용을 시작했다. 삼차신경통에는 '카르바마제핀'이라는 약이 특효약인데 먹자마자 거짓말같이 통증이 사라진다. 환자는 그 약을 복용하며 2년을 잘 보냈는데 이후 다시 통증이 나타나기 시작했다. 약의 용량을 늘려보았지만 약을 먹어도 통증이 계속되었다. 결국 약의 양을 자꾸 늘렸고, 그러다보니 어지럽고 졸려서 일상생활을 할 수 없게 되었다. 환자는 통증 때문에 말을 잘할 수 없는 상태에서 그저 "살려달라"는 말만 반복했다. 이제 환자는 약물로는 한계에 이른 것이었다. 운이 좋은 사람은 약으로 장기간 통증이 조절되기도 하지만 그 환자의 경우는 약물 이외의 다른 방법을 쓸 수밖에 없었다.

삼차신경은 뇌교라는 부위의 옆에서 뇌에 합류하는 신경인데 주위에 크고 작은 혈관들이 많다. 혈관들 중에서 상소뇌동맥이나 전하소뇌동맥이 구불구불해지면서 삼차신경에 맞닿는 경우가 있다. 동맥이 신경에 닿게 되면 박동 때문에 신경을 자극하게 되어 통증이 유발되는 것이 삼차신경통의 가장 흔한 발병 기전이다. 원인 치료를 하려면 삼차신경과 동맥을 개두술을 통해 분리시켜야 한다.

환자의 경우 고령의 나이로 장시간의 전신 마취와 뇌수술을 견뎌낼 수 있는가가 최대의 관건이었다. 내가 전공의로 근무했던 1970년대 말, 1980년대 초에는 일흔이 넘은 환자를 전신 마취로 뇌수술하는 경우가 흔치 않았다. 하지만 요즈음은 마취에 금기가 될 만한 질환이 없으면 여든이 넘은 환자라 할지라도 수술이 가능하다. 환자에게 뇌수술에 대한 내용을 설명했다. 이야기를 들으며 자식들은 걱정이 점점 더해가는 표정이었는데 반대로 환자 본인은 얼굴이 밝아졌다. 치료될 수 있다는 설명 때문이었다.

드디어 수술이 시작되었다. 예상대로 삼차신경이 위쪽에서 상소뇌동맥에 눌려 있었다. 조심스럽게 동맥을 신경에서 분리한 다음, 인체에 해롭지 않은 스펀지를 끼워 넣었다. 삼차신경 주위의 지주막을 가위로 잘라서 삼차신경을 모든 압박에서 해방시켰다.

수술 후 환자의 나이 때문에 회복에 시간이 걸리지 않을까 걱정을 했는데 큰 문제없이 빠르게 회복되었고 통증 또한 사라졌다. 퇴원을 앞두고 환자는 내게 이번 수술로도 통증이 낫지 않으면 치마를 뒤집어쓰고 옥상에서 뛰어내리려 했노라고 말했다. 뿌듯함과 아찔함이 교차했다.

한국전쟁의 상처는 깊다

　북한의 남침으로 시작된 한국전쟁은 우리 민족사에 있어 가장 불행한 사건이었다. 남북한 쌍방에 수많은 사상자를 낸 것은 물론이고 무고한 많은 민간인도 희생되었다.

　내가 어린 시절을 보냈던 1950년대 후반과 1960년대 초반은 한국전쟁이 끝난 지 얼마 되지 않은 때였다. 골목에서 아이들끼리 놀고 있다가 누군가가 "야, 상이군인이다!" 하고 소리치면 소스라치게 놀란 아이들은 급히 집으로 뛰어들어가 문을 걸어 잠그곤 했다. 나라를 위해서 전쟁터에서 싸우다 다친 사람들에 대한 국가의 보상이 형편없었던 탓에 이들은 조악한 연필을 팔고 다녔는데 거의 강매에 가까운 행위였기에 사람들은 이들이 나타나면 피하기 바빴다. 모두에게 참으로 어려운 시기였다. 어린 마음이었지만 당시에는 무서운 상이군인들을 미워하기도 했다. 이후 국가에서도 이들의 어려움을 이해하게 되어 좀 더 체계적인 보상이 시행되었고, 내가 중학교에 들어갈 무렵에는 거리에서 이러한 풍경을 찾아볼 수 없었다. 요즘 세대들에게는 한국전쟁의 이런 기억이 별세계의 이야기 같겠지만 나라를 위해 희생한 이들이 없었다면 어찌 지금의 풍요로움이 있을 수 있겠는가.

2003년 흔히들 간질이라고 말하는 전신 발작 때문에 50세를 조금 넘긴 남성 환자가 외래를 찾아왔다. 어린이들은 뇌에 큰 이상 없이 열만 높아도 발작 증세가 있을 수 있다. 그러나 어른은 뇌에 이상이 있어 전신 발작을 일으키는 경우가 대부분이기 때문에 일반적으로 MRI를 먼저 촬영하게 된다. MRI를 찍어보니 영상이 심하게 찌그러져서 도저히 판독할 수가 없었는데 그런 경우는 대부분 금속 물질 때문에 생기는 잡음이 주된 원인이다. 즉 환자의 머리 속에 금속 물질이 있다는 뜻이었다. 이상하다는 생각이 들어 자세히 물어보니 1953년 한국전쟁의 막바지 무렵에 수류탄이 폭발하는 바람에 형과 함께 머리를 다친 적이 있다고 했다. 아주 어렸을 때여서 정확하게 기억할 수 없으나 수류탄이 터지는 바람에 정신을 잃었고 그 후 병원에 가서 두피에 박힌 수류탄 파편을 제거했다고 어머니에게 들었다고 했다.

　　단순두개골촬영과 CT를 재차 시행했다. 촬영 결과는 과연 생각했던 대로였다. 환자의 주로 앞쪽 뇌에 여러 개의 금속 물질, 즉 수류탄 파편이 박혀 있었고 우측 전두부의 두개골 바로 아래쪽에는 심상치 않은 덩어리가 있었다. 당시 환자는 두통이 꽤 심했는데 두통의 원인은 그 덩어리와 주위의 부종 때문이었다. 덩어리는 보기에 따라서 뇌종양 같기도 했고 뇌농양 같기도 했는데, 어쨌거나 수술로 제거하는 방법 말고는 다른 도리가 없었다. 금속 파편은 여러 개가 워낙 광범위하게 퍼져 있어서 모두 제거하는 것이 불가능했지만 이상한 덩어리는 빨리 제거하여 정확한 병리검사를 해야 했다.

　　환자를 전신 마취한 후 두개골을 절개하는 개두술을 시행했다. 조심스럽게 병변 부위를 관찰하니 육안으로 보아 다행스럽게도 뇌종양보다는 뇌농양, 즉 고름주머니의 가능성이 훨씬 높았다. 이상 부위를 모두 절제하고 원인균을 찾기 위해서 주위의 조직들을 미생물 검사실로 보냈다. 수술 후 환자는 아무 탈 없이 회복되었다. 조직 검사 결과, 환자의 뇌 속 덩어리는 감염에 의한 고름집으로 확진되었고 미생물 검사에서는 녹농균이 발견되었다. 한국전쟁 당시 뇌에 파편이 박힐 때 녹농균도 함께 들어갔고, 그로 인해 50년 후에 뇌 속에 고름이 잡힌 것이었다. 발견된 균에 잘 듣는 항생제를 골라 약 6주일간 주사약을 투여했고, 환자는 완치되어 퇴원했다. 매우 특이한 경우여서 문헌을 찾아보니 제1차 세계대전 때 입은 뇌 손상 때문에 40년이 넘어서 뇌농양이 발생한 경우가 2례 보고되어 있었다.

전쟁터에서의 금속 파편에 의한 뇌 손상은 그 환자의 경우처럼 수류탄 파편에 의한 것과 총상에 의한 것으로 대별된다. 총상의 경우 뜨거워진 총알이 날아와 머리 속에 박히기 때문에 상대적으로 미생물이 같이 들어갈 기회가 적고 반대로 수류탄 폭발의 경우는 파편이 땅에 떨어져 흙이 묻어 날아가기 때문에 염증을 일으킬 확률이 더 높다. 또한 미생물이 철 성분과 같이 있으면 아주 오랫동안 잠복할 수 있기 때문에 사람의 면역력이 약해지는 등 여건이 형성 되면 병을 일으키게 될 가능성이 높다. 그 환자의 경우 50년간 잠자던 녹농균이 고름집을 만든 것도 그래서였다. 전쟁이 아니었다면 당연히 겪지 않아도 될 일이었다. 전쟁으로 인한 상처를 평생 안고 살아올 수밖에 없었던 환자의 기구한 운명이 바로 우리의 가슴 아픈 분단사와 다를 바 없다는 생각이 들었다.

남한과 북한은 여러 차례의 위기에도 불구하고 분명 화해의 관계를 발전시켜나가고 있다. 개성에서는 우리 기업들이 북한의 노동력을 이용해서 물건을 생산하고 헐벗고 굶주린 북한 동포에 대한 지원 사업도 국가나 사회단체 차원에서 활발하게 이루어진다. 하지만 남북한 화해와는 별개로 한국전쟁의 비극을 잊어서는 안 될 것이다. 나아가 요즈음 대한민국의 정통성을 훼손하려는 일부 몰지각한 사람들이 있어, 이들을 어떻게 이해해야 할지가 나를 곤혹스럽게 한다. 수류탄 파편을 오랜 세월 머리에 품고 산 환자와의 만남은 내게 다시 한 번 한국전쟁의 비극과 상처를 되새기게 만들었다.

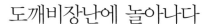

도깨비장난에 놀아나다

　2003년 초여름, 연구실에서 한 환자의 MRI 사진을 들여다보다가 순간
적으로 아찔해졌다. 신경외과에서 다루는 종양 중에서 가장 무서운 교모
세포종이 거의 확실했다. 환자는 다름 아닌 존경하는 선배 교수였다. 의
사 이전에 한 사람의 인간으로서도 훌륭한 인격자이고 또 평소 내게 많은
도움을 준 분이었다. 나에게 MRI 사진을 보여준 우리 과의 뇌종양 전문
선배 교수와 둘이서 눈을 마주친 채 할 말을 잃었다. 선배와 서로 상의한
끝에 정면 돌파하기로 했다. 주치의였던 선배 교수가 환자 본인에게 있
는 그대로 이야기하고 수술을 권했다. 수술 후 힘든 방사선 치료와 항암
치료에 대해서도 설명했다. 악성종양이 있을 때 종양 주위에 있는 부종
을 조절할 목적으로 사용하는 스테로이드도 처방했다.

　안타까운 마음에 몇 시간 후 연구실로 찾아가서 환자를 만났다. 의외
로 담담한 표정이었다. 달리 드릴 말씀이 없어 너무 걱정마시라고 했다.

　드디어 수술이 다음 날로 다가왔고 환자는 입원을 했다. 2000년대 들
어서 신경외과에서는 수술 중 종양의 위치를 정확히 알기 위해서 내비게
이션을 이용한다. 수술 전날 저녁, 수술 중 내비게이션 사용을 위해서 컴
퓨터에 입력할 MRI를 촬영했다. 그런데 MRI를 확인한 전공의가 헐레벌

떡 뛰어왔다. 내비게이션 MRI에서 종양의 크기가 반 이하로 줄어들었다는 것이었다. 아차 싶었다. 교모세포종이라면 종양이 커졌으면 커졌지 며칠 사이에 급격히 줄어든다는 것은 있을 수 없는 일이었다. 환자의 종양이 교모세포종이 아닌 뇌에 생긴 원발성 임파종이 아닌가 하는 생각이 번뜩 들었다. 임파종은 스테로이드 제재나 진단 목적으로 사용하는 아주 소량의 엑스선만으로도 종양이 빠른 속도로 줄어들거나 없어질 수 있기 때문이다. 나는 뇌부종을 조절할 목적으로 사용한 스테로이드 때문에 종양이 작아진 것으로 판단했다. 다음 날 수술은 예정대로 진행되었다. 교모세포종이라고 진단하고 가능한 한 종양의 많은 부분을 제거하려던 계획에서 종양을 조직 검사하는 수준으로 수술을 끝냈다. 수술 중 시행한 조직 검사에서 임파종이 확인되었다. 수술 후 회복도 순조로웠다.

임파종은 임파 조직에서 발생하는 악성종양이다. 원래 뇌에는 임파조직이 없기 때문에 과거에는 뇌에 원발성 임파종은 존재하지 않는다고 생각했다. 만약 뇌에서 임파종이 발견되면 전이성 임파종으로 추측했다. 하지만 영상진단 기술이 발달하고 임상경험이 쌓이면서 뇌에 원발성 임파종이 있음이 밝혀졌다. MRI 소견으로는 임파종과 교모세포종이 비슷하여 항상 감별에 주의를 기울이지만 혼동하는 경우도 종종 있다.

교모세포종은 악성도가 아주 높은 종양으로 수술적 제거를 포함한 최선의 치료에도 평균 생존 기간이 1년을 넘기기 힘들다. 반면 임상적으로 임파종이 의심되면 종양을 전부 제거할 필요가 없고 조직 검사만으로 충분하다. 임파종은 악성종양이기는 하지만 방사선 치료와 항암 치료로 충분히 치료할 수 있기 때문이다. 적절한 치료를 받을 경우 평균 생존율이 약 4~5년쯤 된다. 교모세포종과 임파종은 이렇듯 치료방법과 예후 등이 판이하기 때문에 감별이 대단히 중요하다.

뇌에 임파종이 발생한다는 사실이 널리 알려져 있지 않았던 1980년대 일이었다. MRI에서 종양이 발견되어 다른 병원에서 온 환자가 있었다. 악성으로 의심되는 종양이 뇌의 깊숙한 곳에 있어서 진단 목적으로 우선 생검을 시행하기로 했다. 정위적 생검을 위해서 MRI를 촬영했다. 그런데 귀신이 곡할 노릇이었다. 아무리 눈을 비비고 찾아보아도 MRI에서 종양이 보이지 않았다. 환자를 의뢰한 타 병원 MRI가 다른 환자 것으로 바뀌지는 않았는지 전화 연락을 하고 난리법석을 피웠지만 환자의 MRI임에 틀림없었다. 병변이 보이지 않으니 생검도 못하고 환자를 데리고 수술장을 도로 나왔다.

너무 이상해서 열심히 의학 저널과 자료 등을 찾아보았다. 결국 원발성 임파종이라는 종양이 며칠 사이에 급격한 변화를 보일 수 있는 종양이라는 사실을 알아냈다. 중간에 CT를 시행하면서 환자에게 조사된 엑스선 때문에 임파종이 사라진 것이었다.

원발성 임파종은 일명 'Vanishing Tumor'라고도 부른다. 'Vanishing'을 직역하면 '사라진다'는 뜻이지만 나는 '도깨비 종양'이라고 번역하고 싶다. 도깨비처럼 의사를 우롱하기 때문이다. 처음 MRI 영상에서는 다른 악성뇌종양과 비슷한데 며칠 후에 다시 MRI를 촬영해보면 그림자도 보이지 않으니 신경외과 의사가 골탕 먹기 십상이다.

나 또한 1980년대 그 사건을 겪으면서 뇌의 원발성 임파종 존재를 알게 된 후부터는 감별진단에 더욱더 주의해왔다. 뇌의 원발성 임파종은 아주 드문 종양이 아니고 영상 소견도 잘 알려져 있다. 그동안 경험도 많이 했다. 그런데 정작 가장 가까운 사람을 진단하면서 그만 오진을 한 것이었다. 뇌종양에 관한 한 실력을 자신하던 우리 팀이 속절없이 한 방 먹은 것이었다. 왜 그랬을까? 원발성 임파종의 도깨비장난에 당했다는 말만으로는 설명이 되지 않는다. 매 순간 날선 집중력의 끈을 놓치지 않아야 된다는 것을 다시 한 번 느낀 경험이었다.

환자에게 하루 사이에 천당과 지옥을 모두 경험하게 만들었다는 것이 미안했다. 다행히도 환자는 방사선 치료와 항암 치료도 무사히 끝냈고 10년 가까이 지난 지금도 병원에서 활발한 활동을 하고 있다.

뇌에 사는 기생충

　소위 '정력'으로 불리는 남성의 기능에 관한 관심은 나이와 국적을 불문하고 모든 남성에게 나타나는 공통의 특질(?)이다. 하지만 우리나라 남성들의 관심은 좀 유별나서 먼 옛날부터 힘센 동물의 특정 부위나 뱀, 두더지, 개 같은 동물에 이르기까지 정력에 좋다는 음식을 다양하게 먹어 왔다. 뭐 이런 것들도 고단백 음식이니까 먹는 자체가 해가 되지는 않겠지만 다른 사람들에게 혐오감을 줄 수 있으며 또 은밀히 판매하고 조리하다 보니 보건위생의 사각지대에 있다는 게 문제이다.

　스파르가눔증이라는 기생충 질환이 있다. 원래 스파르가눔은 뱀이나 개구리, 도룡뇽 같은 파충류나 양서류에 기생하는 기생충인데 간혹 사람에게 감염되어 병을 일으키기도 한다. 중국의 어느 지방에서는 뱀을 일상적으로 식용한다고 들은 적이 있지만 우리나라에서는 주로 남성의 정력제로 많이 이용된다. 스파르가눔은 흰색의 실같이 생긴, 활동성이 매우 강한 벌레인데 일단 인체에 들어가면 몸의 어느 곳이고 안 가는 곳이 없다. 뱀 같은 파충류를 덜 익혀 먹거나 또는 조리 과정에서 칼이나 도마 등에 묻었다가 감염되기도 한다. 간혹 이러한 동물을 먹지 않은 어린이도 이 질환에 걸리는 수가 있는데 아마도 개구리나 도룡뇽 등에 오염된 약수를 마셔서 감염된 것으로 생각된다.

　스파르가눔증이 신경외과적으로 문제가 될 때는 이 기생충이 뇌를 침범했을 경우이다. 대부분은 간질 발작으로 증상이 발현하며 운동이나 감각기능 장애 등이 발생하기도 한다. 일단 이 벌레가 뇌를 침범하면 뇌 속을 헤집고 다니면서 뇌를 파괴하므로 가능한 한 빨리 수술로 제거하는 것이 유일한 치료법이다. 오늘날 많은 기생충 약들이 개발되어 있지만 스파르가눔증만은 약으로 치료가 불가능하다.

　1996년, 뇌 스파르가눔증 환자 17명의 사례를 자세하게 정리한 논문을 미국신경외과학회지인 『저널 오브 뉴로서저리Journal of Neurosurgery』에 보고한 적이 있다. 그때까지 간헐적인 뇌 스파르가눔증에 대한 증례 보고는 있었지만 그렇게 많은 증례를 모아서 체계적으로 분석한 논문은 나의 논문이 처음이었다. 뱀 등이 식용으로 널리 쓰이는 중국에 꽤 많은 환자가 있을 것으로 추측은 되지만 당시 중국의 의학 수준으로는 효과적인 진단과 치료가 어려웠다고 판단된다. 논문이 발표된 후 텔레비전 방송국 기자가 와서 스파르가눔증에 대한 취재를 해갔다. 내용이 시사성 있다고 판단했는지 9시 뉴스에 소개되기도 했다.

　그로부터 8년쯤 흘렀을까. 외국에서 온 한 통의 편지를 받았다. 오스트레일리아에서 사업가로 일하는 40대의 중국 남성이었는데 뇌 스파르가눔증을 앓고 있으니 치료를 해줄 수 없겠냐는 것이었다. 이 환자는 업무 중 간질 발작이 일어나 급히 병원으로 가서 정밀 검사를 받았다. MRI에서 뇌에 이상이 발견되었으나 정확한 진단은 나오지 않았다. 이 병원 저 병원을 헤매다가 결국은 뇌결핵으로 진단되어 항경련제와 함께 항결

핵요법으로 치료받았다. 그러나 발작이 반복되었고 재차 촬영한 MRI에서 이상하게도 병변의 위치가 바뀐 사실을 알았다. 이에 의문을 느낀 오스트레일리아의 신경과 의사들은 다시 혈청 검사를 통해 환자의 병명을 스파르가눔증으로 확진했다. 아마도 내가 쓴 논문을 읽었던 모양인지 신경과 의사들이 환자에게 한국에 가서 치료받기를 권했다고 했다.

동봉한 자료를 검토해보니 환자의 모든 증상이 스파르가눔증의 증상과 일치했다. 병력을 읽어보니 쓰촨성四川省에 있는 중국의 집에 있을 때 식용으로 뱀을 많이 먹었다고 했다.

나는 답장을 보냈다. "당신의 질환은 뇌 스파르가눔증이 확실하며 수술만이 유일한 치료법이다. 하지만 현재 기생충이 운동을 담당하는 부위에 있어 수술 시 반신불수의 후유증이 남을 수 있으니 2달 간격으로 MRI를 찍어서 보내면 검토해서 기생충이 비교적 안전한 부위로 이동했을 때 수술을 하겠다." 그 후로 환자는 "기다리다가 기생충이 더 위험한 곳으로 이동해버리면 어떻게 하느냐?", "기생충이 뇌를 휘젓고 다니고 있는데 그동안 뇌가 다 망가지면 어떻게 하느냐" 등의 질문을 해왔고 이에 대해 다시 설명하는 편지들이 오갔다. 결국 환자는 나의 뜻을 따르기로 결심하고 정기적으로 MRI를 촬영하여 보냈다.

그로부터 6개월쯤 후, 환자가 보내준 MRI를 검토해보니 병변이 처음 있던 곳에서 뒤로 이동하여 감각을 담당하는 곳에 있는 것이 관찰되었다. 나는 환자에게 급히 한국으로 오라고 연락했다. 환자는 신속하게 한국으로 입국했고 입원 후 수술을 위한 모든 검사를 마쳤다. 수술 전날 환자, 그리고 동행한 환자의 아버지와 부인에게 수술의 과정을 상세하게 설명했다. 가장 큰 걱정은 수술 중 기생충을 찾지 못하는 것이었다. 기생충이 크지 않은 데다 짧은 시간에 움직일 수도 있는데 뇌를 함부로 이곳저곳 건드릴 수 없기 때문이었다.

다음 날 아침 환자는 수술실로 이동했다. 전신 마취 후 피부 절개가 시작되었다. 이어서 개두술을 통해서 수술 시야를 확보했다. 조심스럽게 경막을 열고 보니 뇌의 표면에서는 아무런 이상도 발견할 수 없었다. 마지막 찍은 MRI상에서 병변이 있을 것으로 짐작되는 부위의 뇌를 절개하고 조심스럽게 안쪽으로 수술을 진행했다. 무언가 이상한 것이 느껴지는 순간 왼손에 쥐고 있던 흡입기에 희끗한 무엇이 걸렸다. 찾고 있던 기생충이었다. 짜릿한 느낌이 들었다. 침착하게 살금살금 기생충을 잡아당기기 시작했다. 중간에 기생충이 끊어지면 큰일이었다. 기생충의 머리 부분이 남아 있으면 꼬리 부분이 제거되더라도 재생하기 때문이었다. 약 15cm쯤 되는 기생충이 완전한 채로 나왔다. 식염수에 담그니 몸부림치듯 요동이 심하다. 그런 놈이 사람의 뇌를 망가뜨리고 있었다고 생각하니 등골이 오싹했다.

환자는 별 탈 없이 회복되어 일주일 후 퇴원했다. 환자는 퇴원 인사를 하면서 고맙다는 말을 연발하며 쇼핑백 하나를 건넸다. 몇 번을 사양했으나 너무 완강해서 어쩔 수 없이 받았다. 집에 와서 보니 보증서까지 붙은 중국제 고급 고량주 두 병이었다. 일부러 중국에서 사온 것 같았는데 나는 술을 마시지 않기 때문에 나중에 장인어른에게 드렸다. 잘 마셨다는 인사를 들었는데 그런 기막힌 사연이 있었는지는 모르셨을 것이다.

치매로 오진하면 안 돼요

2010년 집계된 통계청의 자료에 의하면 우리나라 사람의 평균 수명은 여성의 경우 84세이고 남성의 경우 77세이다. 우리는 이제 환갑잔치나 인생칠십고래희人生七十古來稀라는 말이 무색하게 느껴지는 시대를 살고 있다. 이렇게 사람들의 수명이 길어지면서 노후를 어떻게 보내느냐 하는 것이 개인적인 문제를 넘어 사회적 문제로 대두되었다.

신경외과 외래에서 환자를 대할 때 치매에 대한 질문을 많이 받는다. 치매는 신경과나 정신건강의학과에서 다루어야 할 질환이지만 치매가 어느 과와 관련된 질환인지 모르는 일반인들이 많기 때문이다. 치매가 뇌의 이상에서 발생하는 것은 확실하지만 알츠하이머를 비롯한 대부분의 치매는 신경외과적인 질환이 아니다. 뇌 MRI를 찍으면 연세가 있는 분들은 으레 "치매가 있는지 잘 봐주세요"라고 말한다. 진찰 중에 "요즈음 기억력이 너무 나빠졌어요. 치매가 되는 것 아닌가요?"라는 질문도 많이 받는다. 대부분은 너무 걱정 마시라고 하면서 신경외과 관련 사항에 대해서 말해주지만 간혹 경우에 따라서는 해당 과에 자문을 구하기도 한다. 그런데 신경외과 관련 질환 중에서 치매와 흡사한 증상을 나타내는 질환이 있다. 이러한 질환은 신경외과 수술로 치료할 수 있기 때문에 조기에 내리는 정확한 진단이 무엇보다 중요하다.

2005년 가을, 한 환자가 휠체어를 타고 가족들과 함께 외래 진찰실로 들어왔다. 나이는 60세쯤 된 것 같은데 눈에 초점이 없고 표정이 멍했다. 먼저 가족들에게 병력을 물었다. 환자는 1∼2년 전부터 걸음걸이가 부자연스러워지고 전체적인 행동이 예전에 비해 둔해졌다고 했다. 처음에는 노화 현상이라고 생각하고 그러려니 했는데 수개월 전부터는 소변을 못 가리게 되었다. 본인이 바지에 오줌을 싸놓고도 왜 그랬냐고 물어보면 잘 모른다고 대답하는 식이었다. 뿐만 아니라 사람이 곧잘 멍해지면서 횡설수설하기도 했다.

환자를 걸어보게 하니 억지로 걷기는 하는데 종종걸음을 했다. 간단한 질문에는 대답했지만 조금만 복잡해지면 말을 못하거나 엉뚱한 답변을 했다. 신경학적 진찰 소견에서 특이한 이상 소견은 없었다. 겉으로 드러난 증상만을 봤을 때는 치매에 딱 들어맞았다. 하지만 보행 장애, 소변 이상, 기억력 장애의 3가지 중요한 증상이 있으면 반드시 '정상압수두증'을 의심해야 한다.

정상압인데 수두증이라니 병명이 좀 특이하다. 수두증이라 함은 뇌에 물이 찼다는 뜻인데 물이 차면 당연히 뇌압이 올라간다. 수두증은 정상적으로 존재하는 뇌척수액의 순환 장애 때문에 뇌실에 물이 차는 질병이다. 그런데 뇌실에 물이 차 있기는 한데 압력을 재어보면 그다지 상승되지는 않은 경우가 있다. 신경외과 의사들은 이를 정상압수두증이라고 명명했다. 그렇다면 왜 압력은 정상인데 수두증의 증상이 나오는 것일까. 이를 이상하게 여긴 어느 신경외과 의사가 정상압수두증 환자의 뇌압을 하루 종일 모니터링해보니 중간 중간에 압력이 올라갔다가 저절로 떨어지는 것을 알 수 있었다. 과거에 어느 한 시점에서 재어본 압력이 정상이라고 해서 정상압수두증이라고 명명했지만 실제로는 압력이 올라갔다가 떨어지곤 했던 것이었다. 이로 인해 정상압수두증이 잘못된 작명임이 밝혀졌지만 지금까지 습관적으로 굳어져버렸기 때문에 여전히 그 이름으로 불린다.

정상압수두증은 뇌실 확장 때문에 양쪽의 측뇌실이 커지면서 순간순간 압력이 올라 양측 뇌 전두부의 안쪽을 압박한다. 전두부의 안쪽에 다리를 움직이는 운동기능 영역과 소변을 조절하는 영역이 있기 때문에 보행과 소변 장애 증상이 나타난다. 이 경우 순환이 잘 되지 않는 뇌척수액을 '션트'라는 펌프 장치를 통해서 다른 곳으로 빼주면 병세가 호전된다.

환자도 MRI를 찍어보니 뇌실이 커져 있었고 진단 결과 정상압수두증으로 밝혀졌다. 환자에게 흔히 시행하는 션트 수술의 한 가지 방법인 '뇌실복강간 단락술'을 시행했다. 가느다란 관을 뇌척수액이 차 있는 뇌실에 넣고 이 관을 길게 연결해서 피하 터널을 뚫어 끝을 복강에 넣는 수술이다. 뇌 자체에서 뇌척수액이 잘 흡수되지 않기 때문에 복강으로 우회로를 만들어주는 것이다. 이렇게 하면 복강으로 빠진 뇌척수액은 복막을 통해서 흡수된다. 환자는 수술 후 얼마 지나지 않아서 정신이 또렷또렷해지고 소변도 잘 보게 되었다. 물론 걸음걸이도 정상으로 돌아와 건강한 모습으로 일주일 만에 퇴원했다. 정상압수두증을 의심해 MRI를 찍어보지 않았다면 치매로 오인해 환자는 지금쯤 요양 병원에서 지내고 있을지도 모를 일이다.

겉으로 드러나는 증상만 보고 치매로 오인할 수 있는 경우는 이 밖에도 많다. 뇌종양이 있는 경우에도 종양이 뇌의 양쪽 전두부를 압박하면 인격 장애가 발생할 수 있다. 평소 그렇지 않았던 사람이 갑자기 옷차림이 흐트러지거나 엉뚱한 이야기를 아무렇지 않게 하기도 한다. 하지만 이런 환자도 수술로 종양을 제거하면 정상적인 상태로 돌아오기 때문에 초기의 정확한 진단이 무엇보다 중요하다. 환자나 환자의 가족들도 몇 가지 증상만으로 무턱대고 치매로 의심하기보다는 병원을 찾아 관련된 검사들을 받은 후 진단에 따른 적절한 치료방법을 찾아야 한다.

만성경막하혈종이 만든 명의

　신경외과는 뇌나 척추에 대한 수술을 하는 곳이다. 하지만 내가 신경외과 전공의를 시작했던 1970년대 말만 해도 신경외과라고 하면 일반인들은 무슨 일을 하는 곳인지 잘 몰랐다. 그 후 점차 의학과 건강에 대한 관심이 높아지면서 신경외과가 뇌나 척추를 수술하는 곳이라는 것을 일반인들도 알게 되었다. 신경외과학이 막 국내에 정착을 시작한 초창기에는 의사들 사이에서도 신경외과에 한번 들어가면 살아서는 나오기 힘들다는 농담 아닌 농담을 하기도 했다. 아닌 게 아니라 30여 년 전만 해도 신경외과 병실에 입원해 있는 환자의 태반이 의식이 없거나 기관지절개술을 한 상태에서 음식물도 코에 튜브를 삽입하여 주입하거나 했다.

　지금은 신경외과에 대한 인식이 많이 나아졌지만 일반인들은 아직도 일생 동안 가까이 하고 싶지 않은 진료과로 생각하고 있다. 그런데 이런 신경외과 의사를 명의로 만들어주는 희한한 병이 있으니 바로 만성경막하혈종이라는 질병이다.

　2008년 한여름 어느 날, 선배 교수가 사회적으로 유명한 친구의 장인어른이 말이 어눌하고 반신의 마비 증세가 있다고 설명하면서 진료를 부탁해왔다. 잠시 후 응급실로 그 환자가 실려왔다. 듣던 대로 반신 마비 때문에 휠체어에 앉아 있었다. 환자는 나의 질문에 어느 정도 대답을 했는데 보호자의 말로는 최근에 엉뚱한 이야기를 종종 한다고 했다.

병력과 진찰 소견을 종합해보니 만성경막하혈종이었다. 사람의 뇌는 두개골이라는 단단한 용기 속에 담겨져 있고 또 뇌의 거죽은 뇌막으로 둘러싸여 있다. 뇌막은 3층으로 구성되어 있는데 밖에서부터 경막, 지주막, 연막의 순서로 뇌를 싸고 있다. 경막은 아주 질긴 막으로 두개골의 내면에 단단히 붙어 있다. 지주막은 거미처럼 생겼다고 해서 붙은 이름으로 얼키설키 얽혀 뇌를 붙잡아주는 역할을 하며 안쪽에 뇌척수액이 차 있다. 마지막으로 연막은 울퉁불퉁한 뇌의 표면에 딱 달라붙어 있다. 따라서 뇌는 아주 딱딱한 두개골과 더불어 뇌막 속의 물에 둥둥 떠 있는 보호 구조 때문에 웬만한 충격에는 쉽게 손상을 입지 않게끔 설계되어 있다.

사람은 나이가 들면서 신체의 변화가 나타난다. 외적으로는 피부가 쪼글쪼글해지고 머리카락의 색깔이 변한다. 변화는 보이지 않는 몸속에서도 일어난다. 뼈가 약해져서 골절이 생기기 쉽고 동맥 속에 기름 찌꺼기가 끼어 혈액순환 장애로 인한 심장 질환, 뇌질환이 발생한다. 뇌 역시 마찬가지여서 젊었을 때 두개골 속에 꽉 차 있던 뇌는 나이가 들면서 쭈그러들어 두개골과 뇌 사이에 공간이 생기게 된다. 경막은 두개골 안쪽에 딱 달라붙어 있고 연막은 뇌 표면에 붙어 있으므로 뇌 위축이 진행됨에 따라 경막과 연막 사이가 넓어지는데 이 가운데 있는 지주막을 중심으로 뇌 쪽이 지주막하 공간, 두개골 쪽이 경막하 공간으로 나뉜다. 지주막하 공간은 정상적으로 뇌척수액이라는 물이 차 있으므로 공간이 넓어지면 물의 양이 늘어나서 공간을 메꿔주지만 경막하 공간은 뇌가 위축된 만큼

빈 공간으로 남을 수밖에 없다.

젊었을 때는 사소한 충격에도 끄떡없던 뇌가 위축이 많이 진행된 노년에는 미미한 충격에도 경막하 공간 내에 있는 정맥이 터지는 경우가 있다. 본인과 가족들은 기억도 못하는 아주 사소한 머리 손상인데도 경막하출혈이 생길 수 있다. 급격한 출혈이라면 한순간에 의식을 잃고 신경학적 장애가 생겨 급히 병원을 찾지만 만성경막하출혈은 앞서 언급한 대로 동맥이 아닌, 크지 않은 정맥이 터지는 것이기 때문에 서서히 피가 경막 아래 고이게 된다. 그래서 붙은 이름이 만성경막하혈종이다. 특히 나이가 많은 노인들이 기억력이 없어지고 간혹 엉뚱한 말을 하면서 거동을 잘못하면 노화현상이거나 경미한 치매라고 치부하고 그냥 지나치는 경우가 있다. 그런데 만성경막하혈종이 꼭 이런 현상과 비슷하게 진행된다. 특히 평소에 술을 좋아했거나 술 때문에 정신을 잃은 경우가 많은 사람은 이런 위험성이 한층 높아진다.

의사로서는 평소 술을 즐기던 노인이 서서히 의식상태가 악화되거나 한쪽 수족을 못 쓰는 환자가 병원을 찾으면 만성경막하혈종을 의심하고 CT이나 MRI로 빨리 검사하는 것이 중요하다. 만성경막하혈종으로 진단되면 두개골에 자그마한 구멍을 1~2개 뚫는다. 구멍을 통해, 녹아서 간장과 비슷하게 보이는 혈종을 배액시키면 된다. 수술은 아주 간단해서 국소 마취로도 시행 가능하며 1시간 정도면 끝낼 수 있다. 수술이 끝나면 환자는 그 즉시 언제 그랬냐는 듯이 깨끗이 이전의 증상들이 없어지기 때문에 보호자들은 반신반의하며 눈이 휘둥그레진다.

CT 검사를 통해 경막하혈종을 확인한 후 같이 온 보호자에게 상황을 설명하고 급히 수술을 해야 한다고 말했다. 환자의 딸과 부인은 뇌에 피가 고여 뇌수술을 해야 한다는 말에 당황하고 놀라워했다.

그런데 얼마 전 집사람에게 어렴풋이 들었던 이야기가 생각났다. 환자의 사위인 유명인사가 집사람 친구의 형부라는 이야기였다. 그렇다면 환자의 딸은 집사람 친구의 자매이고 부인은 친구의 어머니 아닌가. 나는 혹시나 싶어 집사람 친구의 이름을 말했다. 집사람 친구가 집사람과 이름이 같아서 이름을 기억하고 있었다. 옆에 있던 환자의 부인은 펄쩍 뛰면서 "아이고, 어떻게 우리 딸애를 아느냐?"고 했다. 자초지종을 말했더니 덥석 내 손을 잡으며 "잘 좀 부탁한다"고 했다.

수술은 예상대로 무사히 끝났고 환자도 아무 탈 없이 회복해 퇴원했다. 환자의 가족들은 모두 나를 다시없는 명의처럼 여기며 감사의 인사를 했다. 사실 내가 특별히 잘해서 아니라 만성경막하혈종의 특성상 수술 직후 환자의 상태가 바로 좋아지기 때문이었다. 명의가 될 수 있는 병을 만나서 오랜만에 집사람에게 얼굴을 세우게 되었다.

환자와 이야기하면서 뇌수술을 하다

2008년, 대학생으로 보이는 청년이 부모와 함께 신경외과를 찾았다. 일주일 전에 발생한 간질 발작 때문에 촬영한 뇌 CT에서 병변이 발견되었기 때문이었다. 뇌종양의 가능성이 있어 MRI 검사를 했는데 검사 결과 예상대로 뇌종양이었다. 종양이 좌측 전두부의 뒤쪽, 그러니까 오른쪽 팔다리를 움직이게 하는 운동 영역에 위치해 있었다. 뇌의 어느 한 곳 중요하지 않은 부위는 없지만 운동기능과 언어기능을 담당하는 영역은 특히 중요하다. 대부분의 사람들에게 언어기능이 왼쪽 뇌에 있기 때문에 왼쪽 뇌를 우성 대뇌반구라고 하는 것도 이 때문이다. 환자의 종양은 모양이 울퉁불퉁하고 주변 정상 뇌와 경계가 불분명했다. MRI를 찍을 때 마지막에 조영제를 정맥 주사하고 찍는데 조영제가 들어간 후에도 특별한 차이는 없었다. 정확한 최종 진단은 조직 검사를 통해 내려야 하지만 MRI를 통한 진단으로는 신경교종의 한 종류인 양성성상세포종이었다. 수술이 유일한 치료방법이었다.

환자와 환자의 부모에게 치료에 대한 설명을 시작했다. 예상되는 진단명을 알려주고, 치료는 수술 이외의 방법이 없다고 이야기했다. 가족에게서 긴 한숨이 새어나왔다. 환자는 대학원생으로 컴퓨터 관련 박사학위를 준비 중에 있었다. 박사학위 취득이라는 인생의 최대 목표가 좌절될지도 모르는 상황이었다. 신경외과 의사로서야 드물지 않게 경험하는 순간이지만 환자와 환자 부모는 긴장과 당혹으로 얼굴이 잔뜩 굳어져 있었다.

종양 수술의 일반 원칙은 종양을 완전히 제거하는 것이다. 의심되는 부위까지도 가능한 한 광범위하게 절제해야 한다. 그런데 이런 일반 원칙은 뇌종양 수술에는 적용하기 어려운 경우가 많다. 언어 영역 혹은 운동 영역에 생긴 신경교종이 대표적인 경우이다. 신경교종은 종양과 정상 뇌조직과의 경계가 모호하다. 종양을 완전히 제거하려면 정상조직을 다치게 할 염려가 많다. 이 부위의 정상조직이 다치면 우측 팔다리의 운동 장애 혹은 언어 장애가 발생한다. 반드시 피해야 할 상황이다.

이런 설명을 들은 환자도 환자였지만 부모들은 눈앞이 캄캄해진 듯했다. 종양을 모두 제거하자니 치명적인 후유증이 걱정되고, 후유증을 염려해 소극적으로 수술하자니 종양을 모두 제거할 수 없다. 이러한 상황을 돌파하기 위해서 개발된 방법이 수술 중 모니터링이다. 감각기능 또는 운동기능을 종양을 제거하면서 수시로 모니터링해서 후유증을 최소화하는 방법이다. 현재 많이 쓰이고 있고 또 아주 유용한 방법이다. 하지만 이 방법도 오차가 있을 수 있어 좋은 빙법이기는 하지만 완전한 방법은 아니다. 이런 단점까지 보완할 수 있는 방법이 바로 각성 수술이다. 쉽지 않은 수술이기는 했지만 그 환자의 종양 수술을 각성 수술로 진행하기로 결정했다.

각성 수술이란 종양을 제거할 때 환자를 각성, 즉 깨워서 환자와 이야기하면서 수술을 진행한다. 일반적으로 전신 마취는 환자를 완전히 재운다. 약물로 의식을 잃게 하고 기도에 관을 넣어 숨도 기계가 대신해서 쉬게 한다. 근육이완제를 주사해서 수술 중에 근육에 힘이 들어가는 것을 방지한다. 하지만 각성 수술은 기관지 삽관도 하지 않고 근육이완제도 쓰지 않는다. 두피를 절개하고 머리뼈를 자르는 동안에는 정맥에 마취 약물을 주사해서 통증을 느끼지 못하게 한다. 수술이 진행되어 종양을 제거해야 할 때가 되면 정맥 마취제 투여를 중지한다. 그러면 환자가 깨어나는데, 뇌를 만지면서 수술을 진행하지만 환자는 전혀 통증을 느끼지 않는다. 뇌 자체에는 통증을 감지하는 신경이 없기 때문이다. 의사는 환자와 이야기하면서 수시로 환자에게 팔다리를 움직여보게 하면서 수술을 진행한다. 환자가 조그만 이상이라도 느끼면 곧바로 의사에게 알린다. 환자가 이상을 느끼지 못하는 한 의사는 안심하고 종양 제거를 진행할 수 있다.

환자에게 수술 중 머리가 열린 상태에서 깨어 있어야 한다고 하면 대부분의 환자는 질겁한다. 뇌수술을 받아야 한다는 말만으로도 오금이 저리는데 자신의 머리가 열린 상태로 깨어 있다면 끔찍한 일이다. 따라서 각성 수술을 하기 위해서는 미리 환자에게 진행 상황을 자세히 설명해야 한다. 환자가 충분히 이해하고 확실한 협조 의사를 밝혀야 가능한 수술이기 때문이다. 각성 수술 중에 환자가 불안을 느껴 협조가 되지 않으면 낭패이다. 또한 깨어 있는 상태에서 운동 영역 등을 건드리기 때문에 수술 중 간질 발작이 나올 수도 있어 조심을 요한다. 어린아이나 노인들에게는 적용하기 어려운 것도 이 때문이다.

『삼국지』에는 관우가 마취 없이 화타에게 수술받는 장면이 나오는데,

관우는 바둑을 두면서 팔을 관통한 화살을 제거하는 수술을 받는다. 실로 대단한 담력이다. 관우 같은 인내와 배포를 우리 같은 범인이 가질 수는 없지만 각성 수술은 어느 정도의 담력이 있어야 받을 수 있는 수술임에는 확실하다.

각성 수술로 종양 제거를 마치고 곧바로 환자를 다시 재웠다. 나머지 수술 절차를 진행하기 위해서였다. 환자가 깨어 있으면서 불안에 떨 이유가 없었다. 환자는 수술 중에 신경학적 이상이 생기지 않았고 수술 후 진찰에서도 모두 정상적인 반응을 보였다. 수술 다음 날 시행한 MRI 검사에서 남아 있는 종양이 보이지 않았다. 성공적인 수술이었다. 각성 수술의 위력을 유감없이 보여준 증례이기도 했다. 조직 검사 결과 최종 진단도 예상했던 대로 양성성상세포종이었다. 환자는 항경련제를 복용하는 것 말고는 완전히 정상으로 돌아왔다. 이후 학교에 다시 돌아가 학위 준비를 계속했다고 들었다.

각성 수술은 의학 자체의 발전으로 가능해진 수술이기도 하지만 마취 기술이나 컴퓨터를 이용한 모니터링 등 의료의 기술적 발전이 없었다면 불가능했을 수술이다. 보이지 않는 곳에서 묵묵히 의료기술 발전에 기여한 분들에게 이 자리를 빌려서 고마움을 전하고 싶다.

웃음보가 터지다

'웃는 얼굴에 침 못 뱉는다'라는 말이 있다. '일소일소一笑一少, 일노일노一怒一老'라는 말도 있다. 웃음은 참 좋은 것이다. 사진만 해도 그렇다. 무표정한 얼굴로 찍은 사진보다 웃으면서 찍은 사진이 훨씬 보기에 좋다. 웃음은 암을 예방한다는 주장도 있다. 엔도르핀이 분비되어 일상생활이 즐거워지고 여러 가지 성인병도 예방해준다고 한다.

그렇지만 정상적인 웃음이 아니고 병적으로 웃음보가 터지는 경우가 있다. 주위의 상황에 맞지 않게 갑자기 웃음이 나오는데 본인은 조절할 수가 없다. 잠을 자다가 갑자기 웃기도 한다. 뇌의 시상하부에 과오종이라는 뇌종양이 있을 때 나올 수 있는 간질 발작 증상이다.

간질 발작은 뇌종양의 여러 증상 중 하나이다. 간질 발작은 다양한 형태로 나타날 수 있다. 가장 많이 알려진 간질 발작은 '대발작'이라고 불리는, 의식을 잃고 쓰러지면서 거품을 물고 팔다리를 덜덜 떠는 형태이다. 하지만 일반인들이 잘 모르는 형태의 발작도 많다. 한쪽 팔다리만 잠깐 떠는 경우도 있고 잠시 조는 것처럼 깜빡하기도 한다. 측두엽에 병변이 있으면 이상한 냄새가 나거나 이상한 맛이 혀에 느껴지기도 하고 입을 쩝쩝 다시는 증상이 나오기도 한다. 시각을 담당하는 후두엽에 병변이 있으면 눈앞에 빛이 번쩍거리는 발작이 나타난다.

그런데 특이하게도 시상하부에 과오종이 생기면 전혀 의미 없는 웃음이 갑자기 터져 나오는 발작이 생긴다. 기전은 확실치 않다. 아마도 시상하부가 인간의 감정을 조절하는 기능을 하기 때문이라고 추측된다.

2009년 여름, 보험설계사로 일하는 50대 아주머니가 발작적으로 나오는 참을 수 없는 웃음 때문에 외래를 찾았다. 뇌 MRI 결과 예상대로 시상하부에서 과오종이 발견되었다. 보험 상담 중 갑자기 웃음이 터져 나와 다 된 계약이 무산된 적도 있다고 했다. 항경련제로 약물 치료를 시작했다. 환자는 다행히 지금까지 발작이 잘 조절되고 있다. 가끔은 자는 중에 웃고 싶다고 느껴질 때도 있지만 생활하는 데 전혀 지장이 없다.

그렇지만 이 환자와는 달리 약물 치료로 조절이 잘 되지 않는 시상하부 과오종도 많다. 수술로 제거하면 좋을 텐데 발생 부위가 워낙 중요한 기능을 담당하는 시상하부라서 수술이 용이하지 않다. 시상하부는 크기가 1cm 남짓한 작은 조직이지만 그 기능은 굉장히 중요하다. 첫 번째 기능은 사람의 행동을 조절하는 것이다. 간혹 병적으로 폭력적인 사람들이 있는데 시상하부 기능 장애 때문일 수 있다. 두 번째 기능은 음식물과 수분 섭취를 조절하는 것이다. 시상하부에 이상이 생기면 폭식이나 거식증의 증세가 생기고 수분을 과다 섭취하기도 한다. 현대의학에서 비만 치료를 위해 시상하부에 주목하는 이유가 이것 때문이다. 세 번째 기능은 우리 몸의 각종 기능을 자율조절하는 호르몬 생산의 총 본부인 뇌하수체 기능을 통제하는 것이다. 또한 체온조절 중추로서 우리 몸이 항상 일정한 체온을 유지하도록 한다. 따라서 과오종 수술 중 정상 시상하부기능이 손상되면 걷잡을 수 없는 상황이 발생한다. 수술 중 잘못해서 정상 시상하부를 건드리면 수술 후 의식 회복이 안 되기도 한다. 그래서 대안으로 등장한 시상하부 과오종의 치료방법이 감마나이프 수술인데 효과가 있다는 보고가 있는가 하면 별 효과가 없다는 보고도 있어 이 방법도 치료 효과가 아직은 만족스럽지 못하다 하겠다.

보험설계사 환자를 치료했던 2009년 같은 해, 약물로 조절이 안 되는 7살 된 어린이 환자의 과오종 치료에 대하여 자문을 받았다. 부모가 인터넷을 통해 감마나이프 수술에 대해서 알고 나를 찾아왔는데 지금까지의 치료 결과를 자세히 이야기해주니 선뜻 내키지가 않는지 고개를 갸우뚱하면서 돌아갔다. 그 후로 그 환자가 소아청소년과에서 약물 치료를 계속하고 있지만 증상이 잘 조절되지 않아 정상적인 활동을 못하고 집에서만 생활하고 있다고 들었다. 향후 좋은 치료방법이 나오겠지만 약물로 치료가 잘 안 되면 아직은 마땅한 치료방법이 없다.

현실이 팍팍하고 힘이 드니 코미디 같은 텔레비전 프로그램을 통해서라도 마음껏 웃고 싶은 것이 요즘 현대인들의 마음이다. 하지만 과오종 같은 뇌종양으로 인해 발작적으로 터져 나오는 웃음은 웃음의 순기능을 할 수 없는 억지웃음이다. 하루라도 빨리 과오종의 보다 확실한 치료방법이 개발되기를 바란다.

자라 보고 놀란 가슴 솥뚜껑 보고 놀란다

2008년 미국산 쇠고기 수입 허가로 야기된 소위 '인간광우병' 문제로 온 나라가 큰 홍역을 치렀다. 그때까지 보통 의사들도 잘 몰랐던 '크로이츠펠트-야코프병Creutzfeldt-Jakob Disease(CJD)'이라는 병명에서부터 증상과 가능한 감염 경로까지, 모든 내용이 일반인의 상식같이 되어버렸다. 괴담 수준의 허무맹랑한 루머까지 돌아 수개월이 지나서야 간신히 가라앉았다.

크로이츠펠트-야코프병은 크게 3가지로 나뉜다. 첫째는 특별한 이유 없이 발생하는 산발성sporadic CJD, 둘째는 질병을 일으키는 '프리온'을 갖고 있는 생체 조직의 이식을 통해서 발생하는 의인성iatrogenic CJD, 셋째는 감염된 동물의 골이나 척수 등 특정 부위를 먹어서 생기는 변형variant CJD이다. 바로 마지막 세 번째의 경우가 우리가 '인간광우병'이라고 부르는 질병이다.

지금까지 알려진 바에 의하면 우리나라에는 210명의 산발성 CJD가 보고되었으나 인간광우병은 발병 예가 없다. 전 세계적으로 CJD의 85~90%는 산발성이고 나머지 10~15%가 의인성 혹은 변형 CJD이다. CJD는 신경 증세와 정신 증세가 비교적 짧은 시간에 진행하여 수개월 내에 사망에 이르는 무서운 질병이다. 15~30년의 잠복기를 거쳐서 발병하는데, 변형 단백질인 프리온 때문에 뇌가 스펀지처럼 망가지는 것이 특징이다.

우리나라에서는 의인성 CJD가 2011년 11월 처음 보고된 이래 12월에도 보고되면서 2013년 현재까지 총 2건이 보고되었다. 당시 매스컴에서는 관련 보도를 대대적으로 했다. 많은 이들이 과거 인간광우병 사태 때문에 CJD라는 말에 깜짝 놀랐다. 자라 보고 놀란 가슴 솥뚜껑 보고 놀라는 격이었다. 하지만 의인성 CJD는 수년 전 악성 루머로 우리를 괴롭혔던 변형 CJD와는 완전히 다른 종류이다. 2011년 우리나라에서 보고된 2례 모두 과거에 뇌수술로 인해 경막을 이식받은 경우로 의인성 CJD에 해당한다고 발표되었다. 만약 발표가 모두 사실이라면 경막 이식을 시행한 수술이 신경외과에서 이루어지기 때문에 신경외과 의사인 나로서도 여간 신경이 쓰이는 것이 아니다.

뇌수술을 할 때 해당 수술 부위의 두개골을 톱으로 열면 경막이 나타난다. 경막은 뇌를 싸고 있는 여러 겹의 막 중에서 가장 단단하다 하여 붙여진 이름인데 이 경막을 절개하면 뇌가 노출된다. 뇌수술을 하려면 반드시 경막을 절개해야 하고 반대로 뇌수술을 끝낼 때는 물이 새지 않을 정도로 경막을 꼼꼼히 꿰매어 닫아야 한다.

경우에 따라 질병이 경막까지 침범해 있으면 경막을 제거하기도 하고 또 어떤 경우는 지혈 때문에 경막이 오그라들기도 한다. 이럴 때는 환자의 경막조직만으로는 물이 새지 않도록 완벽하게 닫을 수가 없다. 경막이 제거되었거나 경막조직이 부족할 경우 신경외과 의사는 경막 대용품을 이용해야 한다. 1970년대 전공의 시절에는 경막 대용품으로 환자의 넓적다리에서 떼어낸 근육막을 사용했다. 환자 자신의 조직을 사용하니 가장 좋은 대용품이다. 하지만 근육막을 떼어내려면 시간이 많이 걸리고 환자의 몸에 또 칼을 대야 한다는 문제가 있다. 그래서 개발된 것이 상품화된 경막 대용품이었다. 내 기억으로는 우리나라에서 이런 대용품이 1980년대 중반부터 흔히 쓰였다. 가장 많이 사용된 경막 대용품이 독일에서 생산된 라이오듀라Lyodura라는 제품이었다. 사람의 사체에서 경막을 채취해 만들었는데 선진국인 독일에서 들여왔고 또 쓰기에 간편해서 수술 시 사용했다. 하지만 CJD를 비롯한 오랜 잠복기를 갖는 전염성 신경계 퇴행성 질환이 알려지면서 인간 사체를 이용한 제품은 더 이상 쓰이지 않게 되었다. 그 후로는 소의 조직을 경막 대용품으로 이용했지만 의인성 CJD의 위험 때문에 역시 중단되었고 현재는 돼지의 장기로 만든 제품이 널리 쓰이고 있다. 하지만 무엇보다 이런 물질을 체내에 넣는 것이 좋을 리 없다. 번거로웠지만 환자 자신의 조직을 이용한 옛 의사들의 지혜가 그래서 더욱 슬기롭게 느껴진다.

이렇듯 의인성 CJD는 과거 신경외과 수술 시 사용했던 경막 대용품으로 인해 발병하는 경우가 흔한데 신경외과 의사와 의인성 CJD와의 인연은 여기서 끝나지 않는다. CJD의 확진은 생검이나 부검을 통한 소식학석 검사로 이루어진다. 사망 후 실시하는 부검은 병리과 의사의 몫이지만 살아 있을 때의 뇌조직 생검은 신경외과 의사의 몫이다. CJD는 여러 가지 영상 진단이나 뇌파 검사 등에서 비교적 특징적인 소견이 있기 때문에 임상적으로 의심할 수 있고 이럴 경우 확진을 위해서 신경과 의사는 신경외과에 뇌조직 생검을 의뢰한다. 일반적으로 뇌생검은 그렇게 어려운 수술은 아니기 때문에 수석 전공의나 전임의 정도면 어렵지 않게 할 수 있다. 그런데 CJD 환자의 생검인 경우는 문제가 간단하지 않다.

CJD를 일으키는 주범은 변형 단백질인 프리온인데 이 프리온의 정체가 아직까지도 불분명하다. 생검 때 프리온이 수술기구에 오염될 수밖에 없는데 오염된 프리온을 어떻게 하면 완전히 없앨 수 있는지 또 수술자도 프리온에 노출될 수 있는데 이것을 만진 의사는 어떻게 되는지 아직도 확실히 알려져 있지 않다. 신경외과 의사로서는 이러한 위험 때문에 뇌생검이 꺼려질 수밖에 없다. 또 다른 한편으로는 CJD가 발병하여 영상 검사 등에서 의심이 되면 조직 확정 진단이 이루어지더라도 치료방법이 없다. 아직은 치료할 방법이 없는데 여러 사람에게 위험할지도 모르는 뇌생검이 꼭 필요한지 다시 한 번 생각하게 하는 부분이다.

아무리 막강한 힘을 가진 적이라도 전력을 제대로 파악하면 대비할 수 있다. 문제는 적이 강력할 때가 아니고 적을 잘 모를 때이다. CJD와는 전혀 성격이 다른 질병이지만 후천성면역결핍증후군(AIDS)이 처음 알려졌을 때도 마치 후천성면역결핍증후군 때문에 인류가 멸망할 것 같은 분위기였다. 그 후 후천성면역결핍증후군에 대해서는 많은 연구가 이루어져 지금은 완치될 수는 없어도 조절이 가능한 질병으로 간주된다. 마찬가지로 우리는 현재 CJD의 정체에 대해 모르기 때문에 더 두려운 것이다. 따라서 아직까지는 위험인자에 가급적 노출되지 않도록 주의하는 것만이 가장 현실적인 예방책이다. 변형 단백질 프리온의 생성, 축적 및 이것이 뇌세포에 미치는 영향 등을 밝혀내는 것이 관건이다. 그렇게 된다면 가까운 시일 내에 CJD도 조절 가능한 질병이 될 수 있을 것이다.

전이성 뇌종양 환자에게 희망을

2011년 통계청이 발표한 국민 사망률에 따르면 사망 원인 1위를 차지하는 질환은 암이다. 과거에는 인간의 평균 수명이 길지 않아서 암에 걸릴 확률이 적었고 또 상대적으로 암에 걸릴 위험 요소에 노출되는 경우가 흔하지 않았다. 하지만 요즈음은 인간의 수명도 획기적으로 길어졌고 사는 동안 이런저런 심적, 물적 스트레스에 시달리면서 암의 발생 빈도 또한 급격히 증가했다. 내가 의과대학 학생 때였던 1970년대만 하더라도 간암이나 폐암 진단은 곧 사형선고였다. 암에 대한 마땅한 치료방법이 없어서 진단 후 수개월 이상 생존이 어려웠기 때문이었다. 현재에도 암이란 질병이 완전히 정복되지는 않았지만 암 치료법이 많이 발전하여 조절이 가능한 병으로 점차 변해가고 있다.

암이 무서운 이유 중 첫 번째는 전이 때문이다. 암은 대부분 생긴 곳에 국한되지 않고 다른 장기로 퍼지는 특징이 있다. 어떤 경우는 전이된 곳에서 증상이 처음 발현하기도 한다. 전이 중에서도 뇌로의 전이는 정말 환자에게는 청천벽력 같은 일이다. 그렇지 않아도 암을 치료하느라 심신이 지칠 대로 지쳤는데 암이 뇌까지 전이되었다고 하면 더 이상 희망이 없다고 느낄 수밖에 없다. 과거에는 암을 치료하던 대부분의 내과 의사들도 뇌전이까지 발견되면 더 이상의 적극적인 치료를 포기하는 경우가 많았다. 이렇게 무서운 전이성 뇌종양이 점차 증가하고 있다. 여러 가지 이유가 있을 수 있지만 첫째는 암이 조절되기 시작하면서 암 환자의 생존 기간이 점점 길어지고 따라서 뇌로 전이될 수 있는 기간 또한 늘어났기 때문이다. 둘째는 암 환자의 절대 수가 증가하고 있기 때문이다. 따라서 전이성 뇌종양도 빈도가 증가할 수밖에 없다. 셋째는 뇌병변 진단방법이 간편하게 발전했기 때문이다. 과거에는 확실한 증상이 나온 후에야 뇌전이가 진단되는 경우가 대부분이었는데 최근에는 MRI가 보편화되면서 쉽게 진단이 가능해졌다.

뇌종양을 전공하는 신경외과 의사이기 때문에 전이성 뇌종양 환자를 자주 만난다. 환자나 환자 보호자는 종양이 뇌로 전이되었다는 사실에 이미 풀이 많이 죽어 있다. 완치될 수 있는 병을 치료할 때는 의사도 신이 나는데 전이성 뇌종양 환자를 대할 때는 의사도 기분이 가라앉는다. 사연을 들어보면 환자마다 구구절절해 안타깝기도 하다. 하지만 나는 이런 환자를 대할 때 일부러 더 활기차게 이야기한다. 희망을 주기 위함이다. 그동안 전이성 뇌종양에 대한 치료에도 많은 발전이 있어 항상 절망적인 것만은 아니다. 운이 좋은 환자는 치료를 잘 받을 경우 5년 이상 생존하기도 한다. 신경외과 의사로서 원발 암인 폐암이나 유방암 등을 어떻게 할 수는 없다. 하지만 뇌로 전이된 병변을 잘 조절하여 사는 동안에 의미 있는 삶을 영위할 수 있게 하고 더불어 뇌전이 때문에 환자가 사망하지 않도록 할 수 있다면 정말 의미 있는 일이다.

1980년대까지는 전이성 뇌종양의 치료방법은 전뇌방사선 치료와 개두술이 전부였다. 전이성 뇌종양은 한 개만 있는 경우도 있지만 대부분 다발성으로 생긴다. 혈액을 통해서 암이 퍼지기 때문이다. 다행히 종양이 한 개만 있을 때는 개두술을 통해서 제거할 수도 있지만 삶의 기간이 제한된 암 환자에게 개두술은 너무 큰 부담이다. 또한 병변이 한 개인 경우는 흔하지 않기 때문에 현실적으로 전뇌방사선 치료가 거의 유일한 치료방법이었다. 전뇌방사선 치료는 약 2주일에 걸쳐서 받아야 되고 치료 후에는 대부분 탈모 현상이 일어난다. 근본적인 문제는 아니지만 탈모는 암 환자를 크게 위축시킨다. 치료 후 나타나는 전신적인 쇠약감도 무시할 수 없었다. 또 이렇게 고생을 감수하고 치료를 받더라도 평균 생존 기간이 4개월밖에 되지 않았다.

치료방법에 있어 새로운 돌파구가 절실히 필요했다. 그런 중에 1980년대 말부터 전이성 뇌종양에 방사선 수술이 이용되기 시작하면서 한 줄기 희망이 보이기 시작했다. 방사선 수술이란 특수기계를 이용하여 여러 방향에서 방사선을 한곳으로 집중시켜 주위 정상조직에는 영향을 최소화하면서 종양조직만 선택적으로 괴사시키는 비침습적 치료법이다. 대표적인 것이 바로 감마나이프 수술이다. 방사선 수술은 비침습적 방법이기 때문에 여러 개의 종양을 한꺼번에 모두 치료할 수 있어서 전이성 뇌종양에 적합한 방법이다. 또 수술이 거듭될수록 효과가 탁월함이 밝혀지면서 더욱 인정받게 되었다. 방사선 수술은 탈모가 없고 하루에 모든 치료가 끝나 치료 후 곧바로 일상생활로 복귀할 수 있다는 점도 장점이다. 개두술이나 전뇌방사선 치료같이 항암 치료 등 다른 치료를 지연시키지도 않는다. 더구나 새로운 뇌병변이 생길 경우에도 반복적으로 시행할 수 있어 전이된 뇌종양 때문에 삶의 질이 떨어지거나 뇌병변으로 사망하는 경우를 최소화할 수 있다. 신경외과 의사로서 원발암을 어떻게 하지는 못하지만 뇌병변 때문에 생기던 환자의 고통 줄여줄 수 있으니 다행스러운 일이다.

머지않아 암이 완전히 정복될 날은 올 것이다. 하지만 그날이 언제인지는 아직 예측하기 어렵다. 지금 우리가 시술하고 있는 방사선 수술도 전이성 뇌종양 환자를 완치시키는 치료법은 아니다. 하지만 현재 전이성 뇌종양 환자에게 감마나이프 수술이, 제한된 시간이지만 의미 있는 삶을 살면서 인생을 마감할 수 있는 기회를 줄 수 있는 한 줄기 희망이라고 믿는다.

아이가 안 생겨요

1955년과 1960년 인구총조사에 의하면 당시 연평균 인구증가율은 약 3%에 달했다. 1990년대 들어 1% 미만으로 떨어진 뒤 이후 계속해서 감소하고 있는 2012년의 인구증가율과 비교했을 때 그 차이가 상당하다. 1960년대 당시의 높은 인구증가율은 국가 경제 성장을 저해하는 요인으로 지적되었다. 이에 박정희 대통령은 가족계획 사업을 중요한 국책 사업으로 결정하고 전국적으로 산아제한 운동을 전개했다. '알맞게 낳아 훌륭하게 기르자', '세살 터울로 세 자녀만 35세 이전에 낳자', '아들 딸 구별 말고 둘만 낳아 잘 기르자'라는 당시 구호들 또한 그런 국가 정책을 반영한 것들이었다. 강력하고 대대적인 교육의 효과로 1960년대 이후 대부분의 부부는 2명의 자녀를 갖게 되었고 인구증가율도 급격히 떨어졌다. 대한민국은 전 세계적으로 유래를 찾을 수 없을 만큼 최단 기간에 산아제한을 성공시킨 국가가 되었고 나라 경제도 급속도로 발전했다.

그런데 각 가정마다 아이가 1~2명에 그치면서 부모의 자녀에 대한 관심은 점점 커졌다. 부모의 과도한 관심 속에서 자란 아이들은 자기중심적 성향이 강한 성인으로 성장하게 되었다. 이들이 자라서 가임 연령군이 되면서 낳는 아이는 2명에서 1명으로 줄었고 심지어 여러 가지 이유로 자녀를 갖지 않는 부부도 점차 증가한다. 이제 우리나라의 인구증가율은 세계적으로도 최하위권에 속하게 되었고, 이는 미래를 짊어질 세대에 대한 불안과 위기의식으로 이어지고 있다.

하지만 아이를 갖고 싶어도 임신이 되지 않아 애를 태우는 경우도 많다. 과거에도 불임 부부는 적지 않았지만 낙후된 경제 사정, 낮은 의학 기술, 대대적인 산아제한 운동 때문에 큰 문제로 부각되지 못했다. 이제 불임은 중요한 의학 이슈로, 이를 해결하고자 많은 산부인과 의사들이 노력을 기울인다. 현재 우리나라는 불임 시술에 관한 한 세계적 강국이다. 또한 시대적 흐름에 발맞추어 의과대학의 산부인과 교육도 산아제한과 피임 위주의 교육에서 불임 해결 방법을 배우는 교육으로 바뀌었다.

임신 출산을 포함한 여러 생리현상을 조절하는 것은 호르몬이다. 호르몬에는 많은 종류가 있는데 중요한 호르몬의 생성과 조절은 뇌에 있는 뇌하수체에서 주로 담당한다. 뇌하수체에서 분비되는 호르몬 중에 '프로락틴'이라는 호르몬이 있다. '유즙분비호르몬'이라는 뜻으로, 출산 후 유방이 불어 젖이 나오게 하는 호르몬이다. 평소 여성은 물론이고 남성에게도 미량 존재하지만 여성의 출산 시 그 양이 급격히 증가한다. 아이에게 젖을 먹이는 동안 호르몬 수치는 높게 유지되지만 젖을 끊을 때가 되면 서서히 수치가 떨어지고 불어났던 유방 또한 정상 크기로 돌아온다.

프로락틴을 위시한 여러 가지 호르몬을 생산하는 뇌하수체에도 다른 장기와 마찬가지로 종양이 발생하는 경우가 있다. 뇌하수체종양은 크게 두 가지로 나뉜다. 하나는 종양에서 호르몬을 분비하지 않는 경우이며 또 다른 한 가지는 종양에서 특정 호르몬을 분비하여 해당 호르몬 과다증의 증세를 나타내는 경우이다. 호르몬을 분비하지 않는 뇌하수체종양은 대부분 주위의 시신경을 압박하기 때문에 시력 및 시야 장애가 발생한다. 호르몬을 분비하는 종양에는 분비하는 호르몬의 종류에 따라 여러 가지 증세가 있을 수 있다.

이 중에서 프로락틴을 분비하는 뇌하수체종양을 '프로락티노마'라고 한다. 프로락틴 수치가 높기 때문에 임신하지도 않았는데 유방이 불어나고 젖이 나온다. 동시에 월경에도 이상이 생긴다. 월경이 없으니 임신이 불가능해지고 생식기에는 아무런 이상이 없는데도 아이를 가질 수 없다. 프로락티노마는 신경외과에서 약을 쓰거나 수술적으로 종양을 제거하면 호르몬 수치를 낮출 수 있어 임신이 가능해진다. 여성에게서는 유즙 분비나 월경 이상 등 증상이 확연하게 드러나기 때문에 어렵지 않게 진단할 수 있지만 남성은 프로락티노마가 생겨도 진단이 쉽지 않다. 결혼 후 아이가 생기지 않으면 여성이 먼저 검사를 받는 경우가 많다. 그렇지만 여성에게서 이상이 발견되지 않으면 남성이 검사를 받는다. 프로락티노마를 가진 남성 환자의 정자 검사를 해보면 정자 수가 감소되어 있고, 운동성도 떨어진다. 혈중 프로락틴 수치를 재어보면 높게 나타난다. 이런 이들의 뇌 MRI를 시행하면 뇌하수체종양이 발견된다. 문진을 해보면 남성에게서는 성욕이 저하되었음을 확인할 수 있는 경우가 많다. 프로락티노마는 남녀 모두에게 불임의 원인이 되고 이는 신경외과적으로 치료가 가능하다. 치료 후 아이를 안고 외래를 찾아오는 환자도 종종 있어 의사로서 큰 보람을 느낀다.

이 세상에 변하지 않는 것은 없다. 하지만 사안에 따라서 변하는 속도나 유형은 여러 가지이다. 내 상식으로 인구는 짧은 시간에 크게 변할 수 있는 요소가 아니라고 생각한다. 그런데 우리나라는 불과 수십 년 사이에 높은 인구증가율 국가에서 낮은 인구증가율 국가로 변했다. 산아제한 정책이 출산장려 정책으로 바뀌고 피임을 걱정하던 시대에서 불임을 해결해야 하는 시대가 되었다. 물론 인구증가율의 저하는 시대적 추세이기는 하다.

나의 은사인 예방의학을 전공한 교수님이 넋두리처럼 한 말이 생각난다.

"내가 젊어서 한창일 때는 전국 방방곡곡을 다니며 가족계획 사업을 했어요. 단시간 내에 정말 기적 같은 성과를 얻었지. 그런데 지금은 반대 현상이 벌어지고 있잖아. 우리가 과거에 했던 일이 과연 무엇이었나 하는 생각이 자꾸 들어."

지금의 낮은 인구증가율이 지난날 선생님들의 탓이겠냐마는 세상이 변해도 너무 빨리 변한 것만은 사실이다.

달덩이 같은 얼굴

2011년 여름쯤이다. 젊은 여성이 외래 진찰실로 들어왔다. 20대 후반으로 보이는데 키는 보통이고 굉장히 뚱뚱했다. 상기된 얼굴이 달덩이처럼 둥그렇고 여드름도 극성이었다. 비만 때문에 숨이 차는지 말이 자꾸 끊어졌다. 손을 만져보니 손은 몸매와는 달리 가냘프고 피부도 야들야들했다. '쿠싱증후군'의 전형적인 증상이었다. 스테로이드 제재를 장기간 복용하면 생기는 현상이었다. 환자에게 스테로이드 제재 복용 여부를 물었지만 그런 일이 없다고 했다. 환자는 자신의 옛날 사진을 보여주었는데 사진 속의 환자는 아주 날씬하고 예쁜 얼굴이었다. 그런데 약 1년 전부터 여드름이 심해지고 뚱뚱해졌다는 것이었다.

환자는 월경도 없어지고 목뒤가 불룩하게 튀어나와 있었다. 뇌하수체종양이 강력히 의심되어 뇌 MRI와 뇌하수체호르몬 검사를 시행했다. 스테로이드 제재를 복용하지 않았는데 '쿠싱증후군'의 증상이 보이면 뇌하수체종양의 가능성이 높다. MRI 검사 결과, 역시 직경 약 1cm의 작은 뇌하수체종양이 발견되었다. 호르몬 검사에서는 스테로이드호르몬 분비를 촉진시키는 호르몬이 증가되어 있었다. 환자의 병명은 최종적으로 스테로이드 자극호르몬을 분비하는 뇌하수체종양으로 진단되었다.

종양은 수술로 제거해야 했다. 내시경을 콧구멍으로 집어넣어 종양을 떼어냈다. 내시경 수술이 발달하면서 뇌하수체종양 수술하기가 한결 수월해졌다. 수술 후 경과도 순조로웠다. 환자의 스테로이드 자극호르몬 수치도 정상화되었고 외모도 이전으로 돌아갔다. 환자는 발병하기 전의 예쁜 얼굴이 돌아왔다고 좋아했다. 병이 한창일 때의 모습과 완전히 다른 사람이었다. 환자의 기분도 좋아지고 월경을 비롯한 모든 것이 정상적으로 돌아왔다.

뇌하수체종양에서 스테로이드 자극호르몬을 생성하여 '쿠싱증후군'을 나타나게 하는 질병을 '쿠싱병'이라고 한다. 현대 신경외과학의 아버지라고 할 수 있는 하비 쿠싱Harvey Cushing의 이름을 따서 붙인 병명이다. 쿠싱은 지금 시행되고 있는 거의 모든 신경외과 수술의 기초를 세운 의사로, 뇌하수체종양을 치료하면서 발병 기전과 치료법 등을 밝혀낸 것도 그의 업적 중 하나이다.

뇌에 대한 외과적 처치는 선사시대부터 있었다. 세계 여러 곳에서 발굴된 선사시대의 두개골에서 살았을 때 뚫었을 구멍이 발견되었기 때문이다. 어떤 목적을 갖고 두개골에 구멍을 뚫었음이 분명한데 기록이 없으니 확실한 이유를 알 수 없다. 일부에서는 간질 같은 고질병을 치료하기 위해서라고 하고 또 다른 일부에서는 종교의식을 거행하기 위해서라고 한다. 마취나 감염을 어떻게 해결했는지는 아직 수수께끼이다.

잘 알려진 것처럼 현대의학은 그리스 로마시대의 의술에 기초를 두었다. 당시는 해부학이 발달했기 때문에 여러 가지 외과 수술도 많이 시행되었다. 뇌수술까지 행해졌으니 그 발전 정도를 짐작할 수 있다. 그러나 그리스 로마시대의 의술은 현대로 계승 발전되지 못한다. 이후 기독교가 서구세계의 지배 이념이 되면서 질병이 신의 저주로 인식되고 치료도 신의 힘을 빌려야 가능한 것으로 이해되었기 때문이다. 발달했던 그리스 로마시대의 의술은 이슬람인들에게 흘러들어 갔고 아랍지역과 인도에서 계속 이어져 내려오다가 중세 이후 다시 유럽으로 전해져 발전을 계속했다.

동양에서는 중국의 유명한 의사 화타가 생약으로 만든 마취제를 이용해 뇌수술을 했다는 기록이 있다. 현재 중국 신경외과학계에서는 화타를 중국 신경외과학의 창시자로 추앙한다. 화타는 관우를 수술했던 의사로도 유명한데 외과의로도 뛰어난 능력을 가졌던 것으로 추측된다.

이렇듯 동서양을 막론하고 오래 전부터 뇌수술을 비롯한 여러 형태의 수술이 기록으로 남아 있지만 본격적인 수술은 마취 문제가 해결된 19세기 중반 이후부터 가능해졌다. 이즈음 조지프 리스터의 살균수술법이 도입되어 수술 후 감염증에 대한 문제도 어느 정도 해결되었다. 이후 외과는 비약적인 발전을 계속했지만 뇌수술은 마취와 감염 문제의 해결 이후에도 뚜렷한 진전의 기미가 보이지 않았다. 신경계 중에서도 특히 뇌에 대한 여러 가지 기초학문, 진단법 등의 발전이 미미했기 때문이었다. 하지만 유럽의 적지 않은 의사들은 뇌수술에 관심을 갖고 발전에 심혈을 기울이고 있었다. 특히 독일의 빌헬름 콘라트 뢴트겐이 엑스선을 발견한 이후 프랑스, 독일, 영국 의사들의 신경계 질환에 대한 치료와 연구 활동은 더욱 가속화되었다.

뇌에 대한 기초학문을 발달시킨 유럽의 영향을 받아 20세기 초에 미국 존스홉킨스대학교의 외과 의사인 하비 쿠싱은 섬세한 외과 술기를 뇌수술에 접목해 신경외과의 새로운 지평을 열었다. 대부분의 의학 분야는 유럽에서 기원하고 발달했지만 유독 신경외과 분야만은 미국 외과 의사 하비 쿠싱으로 인해 미국에서 급속도로 발전할 수 있었다.

하비 쿠싱은 신경외과의 새로운 장을 연 의사였다. 수많은 종류의 뇌종양을 비롯한 뇌질환을 수술로 치료했고, 이를 상세한 기록으로 남겨 신경외과 발전의 초석을 다졌다. 그가 남긴 기록이나 수술 관련 그림은 지금 보아도 감탄을 자아낸다. 쿠싱은 뛰어난 외과 의사이며 의학자였고 의학 교육자이기도 했다.

그렇지만 한편으로 하비 쿠싱은 자기주장이 강하고 대단히 예민한 사람이었다. 쿠싱의 일대기에는 그의 원만하지 못한 인간관계의 일단이 소개되어 있다. 후배이자 제자인 월터 댄디와는 평생 경쟁자로 서로 으르렁댔다고 한다. 쿠싱은 타고난 성격으로 인해 주위 사람들과 충돌하기도 했지만 날카로운 통찰력과 강한 자기 확신이 있었기에 뇌수술을 정착시켜 신경외과의 획기적인 발전을 이룰 수 있었던 것이 아닐까.

하비 쿠싱의 제자들이라고 할 수 있는 오늘날의 신경외과 의사들도 대체로 성질이 급하고 쩨쩨하다는 말을 들을 정도로 꼼꼼한 이들이 대부분이다. 일반적으로 사람들이 좋아할 만한 성격이라고 하긴 힘들다. 그래도 배우기 어렵고 행하기도 어려운 뇌수술을 하며 오늘도 현장에서 열심히 뛰고 있다. 이런 우리 신경외과 의사들에게 많은 성원을 부탁드리는 바이다.

참으로 야속하고 고약한 병

2011년, 진료 중 한 통의 전화를 받았다. 전화기의 목소리는 몹시 급박했다.

"영감이 잠시도 가만있지 못하고 하루 종일 복도를 왔다 갔다 해요. 교수님이 꼭 도와주셔야겠어요."

"네, 알겠습니다. 응급실로 오시면 제가 봐드리지요."

10년 전쯤 머리를 두 번이나 다쳐 두 번의 뇌수술을 해준 환자였다. 그 후 개인적으로 아주 가까워진 환자이기도 했다. 자그마한 체구에 나이가 여든이 가까운 분으로 탄탄한 회사를 운영하고 있었다. 고향이 전라도의 작은 섬이었는데 가난한 집안 형편 때문에 어린 나이에 집을 나와 자수성가했다. 겸손하고 또 자상한 성격으로 평소 어려운 이웃을 위한 후원을 아끼지 않았고, 우리 병원 후원회에도 적지 않은 금액을 기부했다.

몸이 단단하고 열정적으로 일만 하던 분이라 늙지 않을 줄 알았다. 그런데 2년 전부터 기억력이 떨어지시고 판단력이 흐려져서 우리 병원을 다시 찾았고, 그때 정신건강의학과에서 치매로 진단받았다. 당시 입원 치료를 받고 퇴원한 후로 1년 이상 소식이 없었는데 부인이 급하게 연락한 것이었다.

잠시 후 응급실에서 휠체어에 앉아 가족들에 둘러싸여 있는 환자를 만났다. 환자는 편치 않은 표정으로 불안해하고 있었다. 환자는 기억력 감퇴와 엉뚱한 행동 때문에 집에서 간호하기가 어려워져 서울 근교 너싱홈에 머물렀는데 얼마 전부터 하루 종일 복도를 왔다 갔다 하면서 한시도 가만있지 못한다고 했다.

정신건강의학과에 연락을 취해서 상의한 결과 입원을 결정했다. 전에는 만나기만 하면 "김 박사!"라며 반가워했는데 이번에는 나를 알아보지 못하는 것 같았다. 안타까운 마음에 시간이 나는 대로 자주 면회를 했다. 혼자서는 대소변을 잘 가리지 못하고 잠시도 가만있지 못해서 아들이 남성 간병인을 고용했다. 간병인은 중국 선양瀋陽 출신의 나이가 50세쯤 된 조선족이었는데 갈 때마다 정성으로 환자를 간병하고 있었다.

어느 날 오후 4시쯤 병실에 들렀는데 마침 와 있던 환자의 부인을 만나게 되었다. 환자는 침대에 누워 눈을 감고 신음소리를 내고 있었다.

"회장님, 안녕하세요?"

"으으음, 으으음……."

"저 누군지 아시겠어요?"

"돈 좀 줘. 돈 좀 줘."

"눈을 좀 뜨세요. 눈 뜨고 봐야 누군지 알지요. 사모님도 오셨잖아요."

잠자코 있던 부인이 말했다.

"미스 김이 왔다고 해야지 내가 왔다고 하면 눈을 안 떠요."

부인은 화가 난 듯, 목소리가 좀 날카로워 있었다. 평소 점잖고 항상 웃는 낯의 부인이었던지라 의외였다.

"그게 무슨 말씀이세요? 미스 김이 누군데요?"

"저 양반 돈 달라는 얘기가 무슨 말인지 아세요? 여기 오기 전에 너싱

홈에 있었을 때 이 양반이 거기서 어느 할머니한테 반했어요. 그 할머니도 정신이 온전치 않은 사람이에요."

"……."

"필이 딱 꽂힌 거예요. 우습지도 않게 같이 손을 잡고 다녀요. 그러다 그 할머니가 돈을 달라고 해요. 돈이 없다고 하면 '야, 돈 없으면 꺼져!' 그런대요. 그러면 이 양반은 자기 넓적다리를 더듬으면서 '어? 돈이 없네. 돈이 없네' 그래요. 그래서 돈 달라는 거예요. 여기 와서도 그 할머니 만나러 가야 한다고 한 사흘은 문 앞에서 울었어요. 내 나이도 이제 여든이지만 이런 일을 당하니 마음이 좋질 않아요."

분위기가 약간 어색해졌다. 그 자리에서는 "남편은 지금 환자이시니 모든 것을 이해해드려야 합니다"라고 의사로서 부인을 위로했지만 부인의 괴로운 심정을 짐작할 수는 있었다.

우리나라도 고령화 사회로 진입하면서 노인 문제가 가정 문제를 넘어서 사회 문제가 되고 있다. 특히 치매는 현대의학이 풀어야 할 가장 큰 숙제 중 하나이다. 나 또한 연세가 높은 친인척들이 있으니 그런 경우를 보면 남의 일처럼 생각되지 않는다.

그로부터 얼마 후 정신건강의학과 의사를 만날 일이 있어 그 이야기를 했다. 정신건강의학과 의사는 고개를 끄덕이며 치매에 걸리면 마치 어린아이같이 식욕이 왕성해지고 또 성욕도 거침없이 표현하는 경우가 많다고 했다. 환자가 본능적인 부분들을 그대로 표출할 때 가족들은 현재 환자가 병이 있는 상태임을 먼저 인식하고 이해하는 것이 중요하다고 했다.

이 세상에 어디 좋은 병이 있으랴마는 그중에서도 치매는 참으로 고약

한 병이다. 이제 노년의 안정을 즐기려는 참에 그런 병에 걸리게 되니 환자 본인은 물론 가족에게도 참으로 야속하다. 집안의 어른이 치매로 무너져가는 모습을 지켜보는 가족의 억장이 무너지는 것도 당연하다. 또한 치매 환자의 간호로 인해 발생하는 부수적인 문제는 자식들 사이에서 불화의 씨가 되기도 한다. 환자 한 사람뿐 아니라 온 가족에게 정신적, 경제적으로 풀기 어려운 문제로 발전한다. 최근 정부에서도 문제의 심각성을 인식하고 여러 가지 현실적인 대책을 내놓고 있지만 아직 많이 부족하다. 단순한 방치나 수용이 아닌, 보다 체계적이고 전문적인 차원의 사회적 대책이 시급하다.

우리 시대 의료계의 자화상

정기적으로 건강검진을 받는 사람들이 늘고 있다. 우리나라 대형 병원들도 이러한 수요에 발맞추어 고급스러운 건강검진 센터를 운영한다. 건강염려증을 이용한 돈벌이라는 비판의 목소리가 없는 것도 아니지만 질병의 조기 발견이라는 점에서는 분명 의미가 있다. 건강검진을 통해 조기에 질환을 발견하여 다행스런 경우도 있지만 임상적으로 큰 의미가 없거나 그냥 두고 보아도 괜찮을 이상 때문에 없던 병이 생기기도 한다. 이런 사람들은 서너 병원을 돌며 의사들의 말이 일치하는가를 확인하는데 간혹 의학적으로 잘못되거나 과잉 진료를 권하는 병원이 있어 문제가 된다. 의사의 말을 믿지 못하는 환자들의 의식구조에도 변화가 필요하지만 의사와 병원의 윤리관 회복이 더욱 시급하다. 건강에 대한 관심은 다가온 노령화 시대와 경제 능력의 향상 등으로 앞으로 더욱 증가할 것이다. 더불어 국민들의 의료계에 대한 기대와 요구도 더 늘어날 것이 자명하다. 의료계가 자성의 노력을 기울여야 하는 이유 중의 하나이다.

미네소타 프로젝트, 그 56년 후

2011년 11월, 어느 조간신문에 「56년 전 미美서 배운 의술, 라오스에 '인술'로 베풀다」라는 제목의 기사가 실렸다. 마침 기사에 실린 사진은 병리과 교수인 집사람이 라오스 의사들을 가르치는 장면이었다.

1950년에 발발한 한국전쟁은 나라 전체에 엄청난 피해를 입혔다. 의료 분야 또한 예외가 아니었다. 우리나라 의료의 중추를 담당했던 서울대학교 의과대학과 부속병원도 무수한 총알 자국의 빈 건물만 남게 되었다. 암담했던 그 시절, 미국 정부는 한국 대학 부흥을 위해 많은 지원을 아끼지 않았다. 서울대학교와 미국 미네소타대학교 간에도 '미네소타 프로젝트'라는 협약이 맺어졌다. 협약의 내용은 미네소타대학교가 미 국무부 산하 대외원조기관인 국제개발처의 예산을 받아 서울대학교 의대, 공대, 농대 교수들을 초빙해 기술을 전수한다는 것이다. 당시 젊고 패기 있는 서울대학교 의과대학 교수들을 중심으로 1955년부터 미국 미네소타대학교 의과대학 및 부속병원에서 연수가 시작되었다. 당시 연수를 받은 선배들의 피눈물 나는 노력도 물론 있었지만 미네소타 프로젝트 같은 제도적 장치가 없었다면 이렇게 단시간에 서울대학교 의과대학과 병원이 발전할 수 있었을까 하는 생각이 든다.

이제 한국의 의료 수준은 세계의 어느 선진국과 비교해도 떨어지지 않을 정도로 발전했다. 요즈음 병원 복도에서 외국인 환자들이 다니는 모습을 심심치 않게 볼 수 있다. 러시아인, 아랍인, 몽골인, 중국인 등 국적도 각양각색이다. 이들은 수술이나 치료를 위해 일부러 국내에 입국한 경우가 대부분이다. 의술을 배우러 온 외국 의사들도 많다. 이는 불과 몇 년 사이에 생겨난 일이다. 20여 년 전만 해도 일본, 미국 등 학회나 의학 교육 프로그램에 참여하게 되면 그 내용이나 규모 면에서 우리와 격차가 너무 큰 것을 느끼고 의기소침해지도 했었다. 당시 경제적 여유가 있는 국내 환자들은 외국으로 나가 치료를 받기도 했다. 하지만 이제 외국에서 우리나라로 치료를 받으러 오는 시대가 된 것이다. 한국전쟁 직후와 비교했을 때 꿈만 같은 이야기이다. 현장 의료진들의 노력이 무엇보다도 가장 중요했지만 미네소타 프로젝트와 같은 외국 선진 의료와의 교류가 없었다면 불가능했을 일이다.

　지난 수십 년간 많은 대학병원의 젊은 교수들이 미국 등 선진국에서 선진 의술을 배웠다. 뛰어난 두뇌와 열정을 바탕으로 선진국에서 배운 의술을 우리 나름대로 발전시켰기에 한국의 의학이 세계 수준에 접근할 수 있었다. 의료 수준과 수가에서 상당한 경쟁력을 가진 우리나라는 제도적인 뒷받침만 이루어진다면 세계 속에 우뚝 설 수 있는 조건을 모두 갖추었다. 의료기기 분야 또한 발달한 컴퓨터 기술이 접목된다면 큰 기대를 걸어볼 만하다.

　2010년 7월, 서울대학교 의과대학은 '이종욱-서울 프로젝트'를 시작했다. 과거 미국의 미네소타 프로젝트처럼 서울대학교 의과대학이 개발도상국에 의학교육과 더불어 의료장비와 기술을 지원하는 사업이다. 이는 지난 시절 의료 원조를 받았던 우리나라가 이제 의료 후진국을 돕는 나라가 되었음을 뜻한다. 프로젝트의 명칭은 고 이종욱 세계보건기구 전 사무총장을 기리고자 하는 뜻을 담았다. 이종욱 전 총장은 전 세계의 보건의료 증진에 헌신한 의학자로, 2003년 7월 한국인으로서는 처음으로 국제기구의 수장인 세계보건기구의 사무총장으로 당선된 인물이다. 서울대학교 의과대학을 졸업한 그는 2005년 '자랑스러운 서울대인'에 선정되기도 했다.

이종욱 사무총장은 재임 중 전염병 관리에 특히 많은 힘을 쏟았다. 결핵, 한센병, 후천성면역결핍증 퇴치에 심혈을 기울였으며 돈이 없어 소아마비 예방을 못하는 저개발국가 어린이에게 예방약을 공급하여 '백신의 황제'라는 별명을 얻기도 했다. 왕성한 활동을 하던 그는 2006년 5월 뇌졸중으로 쓰러져 끝내 일어나지 못했다.

이종욱-서울 프로젝트를 통해 1년간의 연수를 마친 라오스국립의대의 교수 8명은 2011년 11월 수료식을 가졌다. 서울대학교 의과대학은 이들이 라오스로 돌아간 뒤에도 한국에서 배운 의술을 실제로 라오스 국민들에게 베풀 수 있도록 의학 교재와 초음파기기 등의 상비도 시원하기로 했다.

과거 1970년대와 1980년대에 일본이 아시아의 맹주를 자처하면서 아시아의 저개발국가를 지원했던 적이 있었다. 당시 일본 의료계도 장비 지원과 저금리 차관 제공으로 많은 국가의 병원 건립을 도왔다. 다수의 나라가 혜택을 받았으나 이로 인해 그 나라 자체에서 의학을 크게 발전시킨 경우는 보지 못했다. 이종욱-서울 프로젝트는 이런 점을 보완하여 단순히 동정심으로 원조하는 것을 넘어 그 나라가 스스로 일어설 수 있게끔 계획된 사업이다. 라오스에서 온 의사들도 이런 점을 충분히 인식하여 선진 의술을 배우기 위해 열과 성을 다하는 모습을 보여주었다. 서울대학교 의과대학 교수들은 모두 흐뭇한 마음으로 과거 우리가 그러했듯 이종욱-서울 프로젝트가 50년 후 라오스에서 크게 꽃 필 것을 기대한다.

왜 또 왔어?

    사회의 모든 분야가 무한경쟁 시대이다. 의료계도 예외가 아니다. 사람의 병을 치료하는 행위를 물건 판매 행위와 동일시하는 것에 대한 반론도 많지만 지금은 어쩔 수 없는 대세가 되었다. 기존의 대학병원들은 뒤늦게 이 경쟁에 동참한 터라 허겁지겁 따라가기 위해 애쓰고 있다. 병원 당국은 고객 만족을 넘어 고객 감동을 추구해야 한다는 기치 아래 의사들을 옥죄인다. 환자들을 대상으로 실시하는 고객 만족도 조사 결과도 교수들 각자에게 전달된다. 결과를 받고 기분이 좋은 의사도 있겠지만 언짢은 사람이 더 많을 것이다. 나 또한 평균에 한참 못 미치는 점수를 받았을 때 결과지를 찢어버리고 싶은 충동을 느꼈다.

    일선의 의사들도 할 말은 많다. 몰려오는 환자를 단시간에 만족시키면서 진찰하는 일은 불가능하나. 또 의료 행위의 특성상 고객 만족이 꼭 좋은 진료라고 할 수 없는 경우도 있다. 특히 젊었을 때부터 의료가 서비스라는 개념에 전혀 노출된 적이 없는, 연배가 있는 의사들은 혼란의 연속이다. 역정을 내는 의사들도 있고 무관심한 의사들도 많다.

    그런데 우리나라의 의료 환경이 병원마다 비슷한데도 서비스의 질이 천차만별인 이유는 무엇일까? 무언가가 있는 것이다. 정신 차리고 개선

해야 할 부분이 많다는 의미이다.

의사도 환자가 되어보면 느끼는 것이 많다. 나 또한 몇 년 사이에 환자 보호자로서의 경험도 했고, 환자가 되어 수술을 받은 경험도 두어 번 있다. 근무하던 병원에서 수술을 받았으니 주위에서 많은 신경을 써주었다는 것은 충분히 알고 있다. 그럼에도 불구하고 맘이 불편한 부분들이 적지 않았다. 환자가 되어보니 자연스럽게 '고객 만족'이라는 개념에 대한 생각이 많이 바뀌었다. 의료 자체의 질이 중요함은 두말할 필요가 없겠지만 고객의 시각에서 생각하는 친절이 중요한 키워드라는 말이 마음에 절실하게 와 닿았다.

학생 시절이나 전공의 시절에는 교수님이나 선배들의 말 한 마디, 행동거지 하나하나가 엄청난 영향을 주기 마련이다. 과거 의과대학 교수님들은 대부분 대단히 권위적이었다. 환자와의 소통이라는 개념이 희박했고, 나이 많은 환자에게 아무렇지 않게 반말을 하는 경우도 종종 있었다. 일방적인 지시만이 있었을 뿐 환자의 어려움을 헤아리는 데는 소홀했다. 치료 결과도 환자 위주가 아닌 의사 위주로 판단하곤 했다. '수술은 잘 되었는데 환자는 죽었다'라는 말도 그런 사고방식에서 생겨난 것이 아닌가 한다. 환자는 죽을 지경인데 치료가 잘 되었다는 의사 생각은 분명 문제가 있다.

1970년대 의과대학 학생 시절, 내과에 노교수님이 한 분 있었다. 말투로 짐작건대 고향은 이북이었던 것 같다. 호흡기를 전공한 분이었는데, 내가 학생 때는 이미 은퇴하신 후라 내과 회의 때나 먼발치에서 잠깐 볼 수 있었다. 평소 무뚝뚝하고 별 말씀이 없었지만 결정적인 순간에 하는 한마디 한마디는 핵심을 찔렀다. 학생 시절이라 무엇을 알까마는 저런 분한테 치료를 받는다면 무조건 병이 나을 것 같다는 기분이 들었다. 후배 교수님들도 그분이 무서워서가 아니라 그 해박한 지식에 쩔쩔매곤 했다. 나중에 친한 친구가 내과 호흡기를 전공하게 돼서 그 친구의 이야기를 통해 간접적으로 그분을 접해볼 수 있었는데 학생 때 느낀 것과 큰 차이가 없었다. 그때 친구에게 들은 이야기 중 아직까지 기억에 남는 일화가 있다.

옛날 자유당 시절에 고관 한 사람이 비서를 대동하고 교수님에게 진찰을 받으러 왔다고 한다. 고관은 교수님의 명성은 익히 들어 알고 있었지만 자신같이 높은 사람을 대기실에서 오래 기다리게 하니 기분이 상했다. 비서를 통해 빨리 진찰해달라고 채근했지만 차례가 되서야 진찰실로 들어갈 수 있었다. 진찰실 의자에 앉은 고관에게 교수님이 갑자기 일갈했다.

"왜 왔어?"

교수님은 그가 고관이라고 거들먹거리며 차례를 지키지 않으려 했던 것이 거슬렀던 모양이었다. 고관은 연배가 아래인 교수님이 반말을 하니 기분이 상했다. 그렇지 않아도 오래 기다려서 체면이 많이 상했는데 보자마자 반말이라니 너무하는 것 아닌가.

"뭐 이런 사람이 다 있어?"

고관은 분을 이기지 못하고 진찰실을 박차고 나갔다. 애가 타는 사람은 비서관이었다. 당장 돌아가겠다는 상관을 달래서 잠시만 더 기다리게 했다. 급히 교수님에게 달려간 비서관은 사정을 했다. 다시 데리고 올 테니 제발 반말만은 하지 말아달라고 간청을 했다. 교수님은 딱히 그러겠다고 하지 않았지만 비서관이 보기에 묵시적으로 동의해준 것 같았다. 비서관이 상관을 데리고 다시 진찰실로 들어섰다.

"왜 또 왔어?"

교수님은 다시 들어온 환자를 꼬나보며 이렇게 말했다.

"뭐야?"

그쯤 되니 환자인 고관도 어처구니가 없을 수밖에.

거들먹거린 사람이나 거들먹거린다고 돌아온 사람에게 반말을 하는 교수님이나 피장파장이었다. 그렇게 한동안 기 싸움을 벌인 후 진찰이 시작되었다. 결국 진찰은 무사히 끝났지만 비서관과 담당 전공의는 속이 새카맣게 탔다.

수십 년 전의 일이긴 해도 이런 과거에 비하면 이제 병원의 서비스는 많이 향상되었다. 환자의 입장에서 보면 대단히 잘된 일이다. 의사로서는 더 많은 신경을 써야 하고 많은 부분을 자제해야 해서 답답하기도 하다. 하지만 진료 후 만족하는 환자들을 보는 건 역시 즐겁다.

환자들도 주의해야 할 것이 있다. 자신의 비위를 무조건 맞춰주는 의사가 꼭 좋은 의사는 아니다. 이제는 대부분의 환자들이 병원에 오기 전에 인터넷 검색뿐만 아니라 SNS 등의 다양한 통로를 통해 많은 정보들을 찾아본다. 한 뭉치의 프린트를 가지고 와서 조목조목 따지듯이 묻거나 자신이 미리 치료법까지 정해서 일방적으로 자기주장만 펴는 환자도 있다. 의사가 다른 치료법을 권하면 화를 내기도 한다. 한번 고정된 선입견은 아무리 의사가 설명을 해도 바뀌지 않아 답답한 경우도 많다.

전체적인 추세로 보아 현재 의료계에서 불고 있는 고객이나 서비스 등을 중요시 여기는 개념 변화는 긍정적이다. 의사는 친절과 따뜻한 마음으로 환자를 대하고 환자는 인술을 베푸는 의사를 존경해야 한다. 과도기적인 문제가 다소 있기는 하지만 쌍방의 올바른 소통으로 한국 의료는 보다 긍정적인 방향으로 나아가고 있음에 틀림없다.

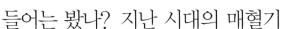

들어는 봤나? 지난 시대의 매혈기

1961년 어느 신문 사회면에 실린 기사를 간추린 내용이다.

"서울의대 부속병원, 서대문 적십자병원, 성모병원, 백병원 등 서울시 내 9개 병원은 피를 팔아 돈을 마련하려는 가난한 사람들로 문전성시였 다. 380cc의 피를 뽑고 4천환의 돈을 받았다. 병원에서 매입하는 혈액량 은 한정되어 있고 매혈하려는 사람이 많으니 폭력배가 새벽부터 줄을 서 있다가 늦게 나온 매혈을 원하는 사람에게 피 값에서 5백환에서 1천환 을 받고 자리를 팔았다. 새치기를 하거나 항의하는 사람에게는 주먹을 휘둘렀다."

눈물 나는 이야기이다. 모든 국민이 어려웠던 때였지만 피를 팔아야 할 사람들은 더 힘든 사람들이었으리라. 당연히 영양 상태와 위생 상태 가 좋았을 리 없다. 한 번 피를 판 사람은 또 피를 팔았을 테고 건강을 많 이 해쳤으리라. 또한 건강하지 못한 사람의 피를 수혈받은 환자들은 위 험에 무방비로 노출되는 셈이었다. 연쇄적으로 악순환이 이어졌다. 결국 1975년, '매혈금지법'이 제정되면서 이런 매혈 행위는 법적으로 금지되 었다.

국가고시에 합격해 국가에서 인정하는 의사가 된 것은 1978년이지만 의사가 되고 싶어 의예과에 입학했던 때가 1972년이니 올해로 40년이 넘었다. 지금은 의예과가 의과대학 소속이지만 내가 학생일 당시는 동숭동에 있는 서울대학교 문리과대학 소속이었다. 의예과 2년을 마치고 길 건너 연건동에 있는 의과대학을 다녔고 이후는 서울대학교병원에서 보냈다. 전문의 취득 후 3년간의 군복무와 재대 후 첫 직장인 진주 국립경상대학교 의과대학에서 근무할 때도 서울대학교 의과대학과 병원은 수시로 들락거렸으니 40년의 세월을 대학로 근처에서 맴돌며 보낸 셈이다.

지금은 동숭동에서 서울대학교 문리과대학의 흔적을 찾기 어렵고 의과대학 본관 건물이 그대로 남아 있긴 하지만 옛 정취를 느끼기에는 주변이 너무 많이 변했다. 자연히 시계탑이 있는 대한의원 건물이 서울대학교 의과대학을 졸업한 사람들에게 향수에 젖는 상징물이 되었다. 대한의원은 1907년에 건립된 건물로 그 역사가 100년이 넘었다. 건물 정면에 걸린 현판의 글씨는 영친왕의 친필이다. 대한의원 본관 건물 중앙에는 시계가 있는 탑이 솟아 있고, 동서로 날개같이 빨간 벽돌 건물이 펼쳐져 있다. 예로부터 우리 조상들은 '시간'은 하늘이 내린 것으로 여겼다. 대한의원에 하늘이 내리는 시간을 나타내는 시계가 달려 있는 것은 조선 황세가 만든 건물이라는 뜻이다. 국민을 구제히려는 미음과 스스로 자주국임을 알리려는 대한제국의 마지막 노력이 아니었나 하는 생각이 든다.

내가 본과 2학년이 될 때까지는 의대 건물의 강의실에서 공부했고 3학년부터는 대한의원과 그 부속건물이 배움의 터가 되었다. 시계탑 건물 뒤로는 동서로 뻗은 병실이 연이어 있었고 서쪽에 있었던, 지금은 없어진 빨간 벽돌 건물의 외래진료소와 북서쪽 언덕 위의 정신과 건물도 운치 있는 건축물들이었다. 그 시절, 하루에도 몇 차례씩 시계탑 앞을 왕래했고 대한의원 앞쪽에 있는 시원한 분수대에서 친구들과 장난치며 놀기도 했다.

본과 1학년이었던 어느 날 아침이었다. 대한의원 동쪽 날개 건물 끝에 길게 줄을 서 있는 사람들이 보였다. 그 자리는 당시 임상병리과(현 진단검사의학과)가 있었던 자리였는데 학생 때 지도 교수님이 임상병리과 과장님이어서 가끔 들릴 일이 있었다. 줄을 서 있는 사람들은 대부분 남루한 옷차림의 남성들이었다. 언뜻 보기에도 진료를 받으러 온 사람들 같지는 않다.

의아해서 줄 가까이 다가가 살펴보았다. 행렬에 선 사람들은 하나같이 초라한 행색과 곤궁한 표정이었다. 그들은 알고 보니 모두 피를 팔러 온 사람들이었다. 당시 이런 저런 기사들을 통해 경제적으로 어려운 이들이 피를 판다는 이야기를 듣기는 했지만 직접 매혈의 현장을 목격하게 되니 기분이 몹시 착잡했다. 특히 줄을 서 있는 그들의 면면이 건강해보이지 않아서 더욱더 그런 기분을 느꼈다. 눈빛도 탁했고, 얼굴빛도 누렇게 떠 있는 이들이 대부분이었다. 이렇듯 한국 사회에는 1970년대 초반까지도 매혈이 계속되고 있었다. 지금처럼 헌혈제도가 정착되지 않아 필요한 피를 충당하려면 어쩔 수 없는 선택이었겠지만 어린 의과대학생의 마음에도 '이건 아니지 않나'라는 생각이 들었다.

대한의원은 가혹했던 일제강점기, 8·15 해방과 이후의 혼란기, 한국전쟁과 양민학살, 그리고 지난 시대의 매혈기같이 눈물 나는 우리의 역사 현장을 모두 지켜본 건물이다. 그 아름다운 건물이 겪었던 과거라고는 믿기지 않을 정도의 지난한 역사였다. 하지만 어려웠던 과거도 우리의 역사이다. 어두운 과거를 딛고 이룬 오늘날의 발전이기에 더욱 자랑스러운 것이다.

　우리나라 의학은 이제 세계적인 수준이다. 많은 외국 환자들이 치료를 위해서 한국으로 몰려올 정도이다. 짧은 시간에 눈부신 발전을 이룬 한국 의학 역사의 주역이 바로 대한의원을 고향으로 가진 의사들이다. 어려울 때 묵묵히 우리를 지켜준 수호신 대한의원과 함께 앞으로도 한국 의학에 있어서 영광의 시간들이 계속되길 빈다.

절주운동은 시기상조인가

2012년 1월, 금연운동으로 유명한 의대 교수님 한 분이 담배사업법이 국민 건강을 침해하는 위헌 소지가 있다는 내용의 헌법소원을 냈다. 암을 비롯한 각종 질병을 유발하는 담배의 유해성은 이미 사회적으로 널리 알려져 있다. 이제 거의 대부분의 공공기관이나 회사, 버스정류장 등은 금연 구역으로 지정되었다. 전국적으로도 기초자치단체 등에서 길거리 금연 조례를 만들어 과태료를 부과하는 등 금연은 빠른 속도로 확산되고 있다. 애연가들은 역차별이라고 반발하지만 이제는 금연운동을 넘어 담배의 제조, 수입, 판매에 대한 문제가 제기되기에 이르렀다. 판결이 어떻게 나올지는 모르지만 앞으로 담배 생산과 소비가 계속 위축될 것만은 틀림없다. 다행한 일이다.

담배와 비슷하게 인간에게 악영향을 끼치는 또 다른 기호식품은 술이다. 사실 술 취한 사람들이 일으키는 여러 가지 사고를 생각한다면 담배나 마약의 폐해를 능가한다. 술을 마시고 일으키는 사고는 음주운전부터 시작해서 이전부터 다양했지만 최근에는 '주폭酒暴'이란 이름으로 사회적으로도 큰 문제로 대두되었다. 왠지 모르게 우리나라는 술에 대해서 관대한 편이다. 같은 잘못도 술을 먹고 저지른 일이면 벌을 경감한다. 우리나라에서는 같이 술을 먹으면 금방 친해지고 또 풀기 어렵던 일도 쉽사리 성사된다. 술 잘 먹는 것이 일종의 사회적인 능력으로 여겨진다.

다른 직종의 술자리 분위기를 느껴볼 기회가 없어 비교가 불가능하지만 특히 의사들의 음주문화는 도를 넘는 경우가 많다. 각 과에서는 전공의를 새로 받아들이면 환영회를 겸한 신고식을 치른다. 과마다 차이가 있을 수 있지만 대체로 이 자리에서 신입 전공의는 고주망태가 된다. 나 또한 전공의 시절 그 경험을 했다.

1979년, 신경외과에서 신입 전공의 생활을 시작한 지 얼마 지나지 않은 일요일 아침이었다. 버스를 타고 남이섬으로 신경외과 야유회를 떠나게 되었다. 버스 안에서 영문도 모른 채 선배가 건네주는 위장보호제를 먹었다. 버스에는 병원 근처 식당에서 주문해온 엄청난 양의 불고기와 술이 실려 있었다. 당시만 해도 불고기를 먹어보기가 쉽지 않아서 무척 들뜬 기분이었다. 드디어 남이섬 선착장에 도착했다. 버스에서 내려 전공의들과 간호사들은 가져온 음식을 선착장에 있는 배에 실었다. 잠시 후 배가 남이섬에 당도했다. 배에서 내려 음식을 리어카에 싣고 회식 장소인 넓은 잔디밭으로 이동했다. 선배 전공의들과 고참 간호사들이 능숙하게 자리를 마련했다. 가져온 음식을 펼쳐놓고 교수님들과 선배들은 자리를 잡고 앉았다. 한쪽에서는 불고기를 굽기 시작했다. 여러 가지 음식이 많았지만 역시 최대 관심사는 불고기였다.

사회를 맡은 수석 전공의가 야유회 의례를 시작했다. 약 30명쯤 되는 선배들이 교수님들을 사이에 두고 일렬로 죽 앉았다. 새로 들어온 전공의는 나를 포함해서 3명이었다. 3명이 나란히 교수님 앞에 꿇어앉아 맥

주잔에 한가득 청주를 받았다. 단숨에 마셨다. 빈 잔을 손에 들고 교수님 옆에 앉아 있는 선배 앞으로 이동해서 다시 청주를 받아마셨다. 속이 뜨거워지면서 어찔했다. 그렇게 계속 이동하며 몇 잔이나 받아마셨을까 결국 풀밭에 쓰러졌다. 내리쬐는 햇볕 아래 죽은 사람처럼 널브러져 있었다. 얼마나 지났을까. 정신이 들어 시계를 보니 늦은 오후였다. 부스스 일어나니 회식은 이미 파장이었다. 먹다 남은 음식들이 어지럽게 널려 있었고 그렇게 기대했던 불고기는 보이지 않았다. 선배들이 이제 돌아가야 할 시간이라고 했다. 나와 함께 신고식을 마친 동료 한 명은 그때까지 깨어나지 못해서 리어카에 실었다. 선착장에 도착해서 짐을 내리고 정신을 잃은 동료도 내렸다. 배를 타고 돌아가려는 상춘객으로 선착장은 인산인해였다. 동료는 깨어나지 못하고 있었다. 교수님은 계속해서 기도氣道를 조심하라고 했다. 술을 많이 마신 사람이 정신을 잃은 채로 구토할 때 잘못하면 기도를 막아 사망하는 수가 있다. 신경외과 의사는 정신을 잃은 환자를 많이 대하기 때문에 기도 확보가 가장 중요함을 잘 알고 있다. 수십 년을 계속한 무지막지한 의례에도 큰 사고가 없었던 것은 기도 확보의 중요성을 알았기 때문이었다고 생각한다. 아무리 사고가 없었다고 해도 그 풍경이 그리 좋아 보인 것은 아니었다. 하지만 시대가 바뀌면서 언제부터인지 신경외과의 남이섬 야유회는 없어졌다. 무지막지한 술 먹이기도 더 이상 볼 수 없어졌다. 그나마 다행스러운 일이다.

2011년 여름, 병원장 주재의 간부회의에서 용기를 내어 한 가지 제안을 했다. 몇 년 전부터 사회적으로 금연운동을 대대적으로 벌여 많은 성과를 거두었으니 이제 우리 병원이 주동이 되어 음주문화를 바꾸는 캠페인을 벌여보자는 것이었다. 술을 아예 먹지말자는 것이 아니라 술 먹는 문화를 고치자는 말이었다. 하지만 술을 먹지 않는 나 같은 사람이 음주 문화 운운하니 설득력이 없었던 모양이었다. 회의 분위기가 갑자기 썰렁해지고 내 의견에 맞장구치는 이가 아무도 없었다. 나는 시간이 지나면 그 제의가 적절했음을 알아주리라 자위하며 회의장을 나왔다.

우리나라는 술자리에서 술잔을 돌린다. 천천히 마시고 싶어도 술잔을 주고 빨리 마시라고 하니 어쩔 수 없다. 폭탄주를 마시며 참 맛있다고 하는 말을 나는 이해하기 어렵다. 일본 사람들은 초대한 손님 앞의 술잔이 비어야 주인이 술을 따른다. 만약 손님의 술잔에 술이 그대로 있다면 더 이상 따라주지 않으니 더 먹지 않아도 된다. 이것이 꼭 정답인지는 모르겠지만 우리나라처럼 술자리만 벌어지면 모두 고주망태가 되는 일은 없다.

술을 많이 먹어서 생기는 폐단은 하나둘이 아니다. 최근에는 주폭이 흉악한 범죄와 연결되면서 심각한 사회문제가 되고 있으니 더 이상 말할 필요도 없고, 건강에 있어서도 과도한 음주는 치명적이다. 술로 인해 생기는 병의 치료에 드는 경제적 부담은 다시 모든 국민의 몫이 된다. 우리나라 사람들의 폭음 기질은 결국 음주문화와 밀접하게 연관되어 있다. 술을 즐기기 위해서가 아니라 빨리 취하기 위해서 마시는 음주문화부터 개선되어야 우리 사회의 술자리 풍경이 달라질 것이다.

시장 바닥 같은 응급실 풍경

의식주는 사람이 살아가는 데 필수적인 3대 요소이다. 옷, 음식, 지낼 집이 있어야 최소한의 인간다운 삶을 영위할 수 있다. 그런데 내가 아는 의학계 원로 한 분은 이 필수 요소의 순서가 '의식주'가 아닌 '식의주'가 되어야 한다고 이야기한다. 옷이나 집도 인간다운 삶을 위해서 꼭 필요하지만 먹을 것이 없으면 당장 굶어죽을 판이니 맞는 말 같기도 하다. 그분은 필수 요소에 의식주와 함께 의료가 포함되어야 한다고도 말한다. 역사를 보아도, 또 각각의 개인사를 보더라도 인간은 늘 질병과 싸우며 살기 때문이다. 의식주와 함께 의료는 어떠한 자본주의 사회라 할지라도 경쟁 원리만으로는 따질 수 없는 복지의 대표적 항목이다.

1970년대 초반, 남한이 북한에 비해 경제적으로 우위에 서게 된 후 1977년 박정희 대통령은 의료보험제도를 밀어붙였다. 경쟁 대상인 북한을 의식한, 의사의 희생을 전제로 시작한 제도였다. 처음에는 500인 이상 사업장의 직원을 대상으로 시행했지만 이후 공무원, 교원 등으로 점차 범위를 넓혔고, 1989년부터는 모든 국민이 의료보험 혜택을 받을 수 있게 되었다. 암 같은 중병의 경우는 아직도 의료비 부담이 힘들기는 하지만 과거에 비하면 경제적 이유로 치료를 받지 못하는 경우가 현저히 줄어들었다.

우리나라 병원의 응급실은 언제 보아도 전쟁터와 흡사하다. 복도까지 늘어선 환자로 인해 발 디딜 틈이 없거나 그나마의 앉을 자리도 얻지 못해 대기실에서 진료를 받는 환자도 드물지 않다. 며칠씩 입원을 기다리는 일도 예사인데 만약 누군가 새치기라도 하면 난리가 난다. 내가 인턴, 전공의로 근무했던 1970년대 말, 1980년대 초에도 응급실은 전쟁터였다.

특히 야간에는 지금과는 다른 이유 때문에 소란이 벌어지곤 했다. 응급실의 경우, 접수부터 시작해서 검사가 진행될 때마다 그때그때 돈을 지불해야 했다. 그런데 환자들 중에는 급히 오느라 돈을 미처 챙겨오지 못한 경우도 있었고 경제 사정이 넉넉하지 못한 이들도 많았다. 수술이 급해서 보호자의 가슴은 타들어 가는데 비용 때문에 검사가 진행되지 않으니 응급실에서는 자주 고함 소리가 나곤 했다. 의사는 급하다며 접수를 재촉하고 수납 직원은 현금을 가져오지 않으면 접수할 수 없다고 하니 고함 소리가 날 만도 했다. 의사는 의사대로 수납 직원은 수납 직원대로 담당한 업무를 규정대로 시행한 것이니 한쪽을 나무랄 수만도 없는 일이었다.

만약 환자에게 응급수술이 필요하다는 진단이 내려지면 그다음의 수속이 필요했다. 수술을 받으려면 입원을 해야 하고, 입원을 하려면 보증인과 입원 보증금이 필요했다. 지금 기억으로는 1970년대 후반 서울대학교병원의 입원 보증금이 5만원이었다. 당시 전공의 월급이 5만원이 채 되지 않았으니 꽤 큰돈이었다. 여기에 4만원의 수술 보증금이 또 필요했는데 결국 9만원이 있어야 응급수술을 받을 수 있었다. 만약 이 돈이 바로 준비될 수 없는 환자의 경우, 환자 가족과 수납 직원 사이에 고성이 오가고 응급실은 시끄러워졌다. 수술이 급한데 다음 과정이 진행되지 않으니 의사도 답답하기는 마찬가지였다.

1970년대 후반 전공의 시절, 배짱이 두둑했던 어느 선배의 응급실 일화이다. 응급수술이 필요한 환자가 실려왔는데 환자 보호자는 보증금이 없어서 발만 동동 구르고 있었다. 당장 수술장으로 환자를 옮겨야 하는 의사의 입장에서도 속수무책인 상황이었다. 환자 보호자는 수납 직원에게 가능한 한 빨리 돈을 구해올 테니 우선 접수 도장을 찍어달라고 애타게 사정했다. 하지만 입금이 안 될 경우, 그 책임을 져야 하는 직원은 함부로 도장을 찍을 수가 없었다.

이 모습을 지켜보던 선배는 수납 창구로 다가갔다.

"수고하십니다. 저 신경외과 치프 레지던트입니다."

"아 네, 그런데……?"

"이 환자 당장 수술하지 않으면 죽어요. 빨리 수납 도장 찍어주세요."

"돈을 가져오셔야죠. 지금은 간절하게 이야기하지만 도장 찍어주고 나서 돈을 안 가지고 오면 제가 책임져야 됩니다. 안 됩니다."

"정말 안 됩니까?"

"죄송합니다만 할 수 없습니다."

선배 전공의는 환자 보호자에게 그 직원을 가리키며 말했다.

"이 분이 안 된답니다. 수술 못해서 환자가 사망하면 이 분에게 이야기하세요."

"선생님, 선생님! 그런 게 아니고요."

직원은 몸을 일으키며 선배 전공의를 급하게 불렀다. 하지만 이미 선배는 자리를 뜬 후였다. 선배와 함께 당직실에서 기다리는데 얼마 지나지 않아 연락이 왔다. 수납 도장을 찍어왔으니 빨리 수술 준비하라는 응급실 간호사의 전화였다. 선배는 만면에 득의의 미소를 띠고 서둘러 수술장으로 향했다. 다행히 그 환자의 응급수술은 무사히 끝났다. 밤새워 수술하느라 몸은 피곤했지만 기분은 나쁘지 않았다. 이후 그 환자의 보증금이 수납되었는지는 확인하지 못했다.

요즘에는 의료보험과 신용카드 덕분에 응급실 수납 창구에서 현금이 오가는 일은 흔하지 않다. 예전처럼 응급실에서 필요한 현금이 없어 발을 구르는 경우도 보기 힘들다. 오히려 과거와는 달리, 하라는 것은 다 할 테니 빨리 입원시키고, 빨리 수술해달라는 요구가 빗발친다.

결국 시장 바닥 같은 응급실의 사정은 전혀 변하지 않았다. 응급 환자를 다루는 응급실이 급박하게 돌아갈 수밖에 없는 것은 사실이지만 무조건 서울에 있는 대형 병원으로만 환자가 몰리는 문제, 이에 따른 입원실 부족 현상 등은 보다 구조적 차원에서 고민해보아야 할 문제이다. 병원 경영 측면에서도 낮은 의료수가 때문에 응급실을 확장할수록 적자이니 병원 당국도 응급실에 대한 투자에 인색할 수밖에 없다. 사람대접 받는 응급실문화의 정착을 위해서 정부가 발 벗고 나서야 할 때이다.

공포의 시대

1979년 12월 12일, 보안사령관 전두환이 계엄사령관 정승화를 체포했다. 명백한 하극상이었지만 전두환이 이끄는 신군부 세력은 전국의 주도권을 빠른 속도로 장악했다. 정권을 확보할 목적으로 설립된 과도기구인 국가보위비상대책위원회(이하 국보위)가 주도하여 공직자 숙정肅正, 구정치인 은퇴, 사회정의 수립 등을 명분으로 사회 전반을 엄격하게 통제했다. 또한 삼청교육대를 통해 많은 젊은이들이 군부대로 끌려가서 가혹한 탄압을 받았다.

신경외과 전공의 2년차 때인 1980년의 일이었다. 따뜻한 봄날인 5월 초순 무렵, 서울대학교 연건캠퍼스 운동장에 공수부대가 들어와 텐트를 치고 주둔하기 시작했다. 10·26사건 이후 계엄령이 발령되기는 했지만 공수부대가 대학캠퍼스 내에 주둔하는 것은 예삿일이 아니었다.

대학로와 창경궁로에 있는 서울대학교 의과대학 및 병원 정문에는 자동소총을 든 공수부대 요원들이 지키고 서서 오가는 사람들을 검문했다. 일부 젊은 교수님들과 전공의들 또는 학생들이 검문에 저항해보았지만 돌아오는 것은 주먹과 발길질이었다. 의과대학 4학년생이었던 후배 한 명은 검문 시 불손했다는 이유로 얻어맞아 팔이 부러지기도 했다. 전공의인 우리들도 저녁 늦게 식사하러 나갈 때면 정문에서 그들의 허락을 받아야 했다. 그럴 때면 정문 옆에 장발의 학생들이 여럿 무릎 꿇고 앉아 있었다. 그들이 시키는 대로 하지 않으면 무조건 얻어맞아야 했다.

그렇게 열흘쯤 흘렀을까. 5월 중순 어느 날, 공수부대 요원들이 트럭에 나눠 타고 갑자기 철수했다. 여러 대의 군대 트럭이 드디어 캠퍼스에서 나가니 좋기도 했지만 그들의 긴장된 표정으로 미루어 부대로 돌아가는 것 같지는 않았기에 불안감은 더욱 커졌다. 전라남도 광주에서 일어난 민주화 항쟁이 그즈음 절정에 이르렀고, 캠퍼스에 주둔했던 공수부대가 광주로 이동한 것으로 우리는 추측했다. 이후 광주에서 일어난 일들이 언론에 보도되면서 전라도가 고향인 몇몇 전공의들은 집에 연락이 닿지 않아 몹시 불안해했다.

이런 사회 분위기로 인해 국민들은 공포에 떨 수밖에 없었다. 국보위는 국민들의 환심을 사기 위해서 억울한 일을 신고하면 무엇이든지 해결해주겠노라며 국민들을 구슬렸다. 당시 병원에 대한 환자들의 불신이 커져가던 때여서 국보위가 신고받은 억울한 일들 중에는 병원에서 당한 '억울한 일'도 포함되어 있었다. 병원과 관련한 여러 가지 민원 때문에 교수님을 위시한 병원 관계자들은 경찰서에 불려가서 곤혹을 치렀다.

전공의였던 나 또한 그로 인해 경찰서에 불려간 일이 있었다. 우리 병원에서 수술을 받고 사망한 환자의 가족이 낸 진정 때문이었다. 30대 초반의 남성 환자였는데 갑자기 발생한 간질 발작 때문에 입원한 후 뇌종양으로 진단되었다. 젊은 교수님이 수술을 집도했고, 나는 담당 전공의로서 수술에도 참여하고 병실에서 환자를 돌보았다. 당시는 진단이 지금처럼 발달하지 못해서 수술 전에 뇌종양이라는 것만 알았지 어떤 종류의 뇌종양인지까지 정확하게 알기는 힘들었다. 따라서 수술이 끝나고 조직학적 진단이 나와야 확실한 진단과 예후를 환자와 보호자에게 알려줄 수 있었다.

그 간질 발작 환자는 수술을 시작하고 보니 뇌종양 중에서도 가장 악성도가 높은 '교모세포종'이었다. 병은 급속도로 진행되어 환자는 수술 후 혼수상태를 헤매다가 사망했다. 의료진으로서는 최선을 다한 결과였으나 환자의 가족으로서는 불과 며칠 전에 발생한 간질 때문에 입원해서 수술을 받았는데 수술 결과 악성이라는 진단이 나왔고, 결국 환자가 사망했다는 사실을 쉽사리 납득하지 못했다. 환자는 동네 양복점의 재단사로 일하며 가족들의 생계를 혼자서 떠맡고 있었으니 가족들의 충격이 컸음은 짐작할 수 있었다. 환자 가족들은 안타까운 마음에 국보위에 진정을 낸 것이었다.

"야 인마, 똑바로 앉지 못해!"

"똑바로 앉았잖아요."

약간 겁을 먹고 다시 한 번 자세를 고쳤다.

"교수들도 꼼짝 못하고 조사받고 갔어. 쪼그만 놈이 건방지게."

"네, 죄송합니다."

"너 정말 뜨거운 맛 한번 볼래?"

수사관은 금방 잡아먹을 것같이 나를 윽박지르기는 했지만 그의 입장에서 보아도 사정이 딱할 뿐 의료 과실이라고 생각되는 점은 발견할 수 없었기에 서너 시간 실랑이를 하다가 병원으로 돌려보냈다. 며칠 후 집도의였던 교수님도 나와 마찬가지로 경찰서에 불려가서 진땀을 뺐다고 들었다. 당시 사회 분위기가 그렇기도 했지만 경찰들의 고압적인 자세는 정말 평범한 시민에게는 두려움과 공포로밖에는 느껴지지 않았다.

1980년 8월 16일, 최규하 대통령이 하야를 발표했다. 스스로 물러나는 형식이었지만 속사정은 국민 모두가 알고 있었다. 같은 달, 일명 '체육관 선거'를 통해서 국보위 상임위원장 전두환이 대통령에 당선되었고 서슬 퍼렜던 국보위도 새롭게 발족한 국가보위입법회의의 출범으로 해체를 맞이했다. 그 격동의 시기는 병원 속에서 하루 종일 환자만 돌보던 전공의들에게도 힘든 시대였다.

멱살을 잡힌 의무장

병원에는 여러 진료과가 있다. 내과, 소아청소년과, 외과, 산부인과, 신경외과 등이 있는데 각 과에는 과장이 있어 과를 대표하고 운영을 총괄한다. 과장을 도와서 실무를 담당하는 의사를 의무장이라고 하는데 일반인들에게는 다소 생소한 직책이다. 일반 조직에 비유하자면 의무장은 총무쯤 될 것이다.

내가 서울대학교병원 신경외과 의무장을 맡고 있었던 1992년의 일이었다. 뇌출혈로 갑자기 쓰러진 환자가 응급실에 도착했다. 뇌출혈의 종류 중에 뇌동맥류 파열에 의한 지주막하 출혈이 있는데 특징적인 증상으로는 갑자기 머리가 도끼로 맞은 것같이 아픈 두통이 있다. 신경학적 검사를 해보면 목이 뻣뻣한 경부 강직의 소견이 관찰된다. 중년 남성인 그 환자도 특징적인 뇌동맥류 파열의 증상을 호소했다. 뇌 CT에서 광범위한 지주막하 출혈이 있었고 뇌 혈관조영술에서 전교통동맥에 동맥류가 관찰되었다. 지금은 동맥류 환자를 색전술을 통해서 비침습적으로 치료할 수도 있지만 당시에는 개두술을 통해서 작은 금속집게로 동맥류의 목을 집는 것이 유일한 치료법이었다. 교수님의 집도로 수술이 진행되었고 수술 자체는 성공적으로 마무리되었다.

그런데 수술 후 문제가 생겼다. 광범위한 지주막하 출혈이 있었던 사람은 동맥류 파열 후 동맥에 연축이 발생하는 경우가 종종 있다. 동맥 연축이라 함은 동맥에 경련이 발생하여 동맥내강이 좁아지는 현상을 말하는데 동맥내강이 좁아지면 혈액 공급이 원활하지 못하게 되어 뇌경색이 발생한다. 물론 이런 현상이 생길 수 있음을 감안하여 미리 연축을 예방하는 약물을 주입하고 혈압을 다소 높게 유지하며 혈액 공급이 원활히 이루어지도록 노력하지만 결과가 항상 만족스럽지는 않다.

그 환자는 심한 동맥 연축으로 결국은 광범위한 뇌경색이 발생했다. 의식을 회복하지 못한 것은 물론이고 뇌경색으로 인한 뇌압 상승 때문에 생명까지 위험하게 되었다. 하는 수 없이 응급수술을 시행했다. 두개골을 광범위하게 열고 이미 경색이 발생하여 쓸모가 없게 된 뇌를 상당부분 절제하여 뇌압을 떨어뜨리기 위함이었다. 뇌 절제 후 뇌를 싸고 있는 경막은 다른 조직을 잇대서 충분한 공간을 만들어주고 크게 만든 두개골 절편은 붙이지 않고 떼어낸다. 떼어낸 머리뼈는 잘 보관해두었다가 뇌압이 정상화되면 나중에 다시 제자리에 붙여준다. 충분한 감압술로 환자 상태의 호전을 기대했으나 기대와는 달리 뇌경색의 범위는 점점 더 커져만 갔고 설상가상으로 심폐기능까지 장애가 발생했다. 상당한 장애가 남더라도 일단 생명을 구하는 일이 급선무라 생각해 의료진은 백방으로 노력했으나 결국 환자는 감염으로 인한 합병증으로 사망하고 말았다.

발병 하루 전까지도 멀쩡하던 사람이 대한민국 최고의 병원이라는 서울대학교병원에서 치료받던 중 불과 몇 주 사이에 사망했으니 도대체 어찌된 일이냐며 환자의 유족들은 의료진을 강하게 압박했다. 사체를 중환자실에서 영안실로 옮기지 못하게 하고 많은 친지들이 병원에 몰려와 농성을 하기 시작했다. 개인 병원 등 규모가 크지 않은 병원에서는 그런 일들이 더러 있다는 이야기는 들었지만 서울대학교병원 같은 큰 대학병원에서는 흔치 않은 일이었다. 환자를 치료할 때는 치료를 담당한 교수님과 그 팀에 국한된 문제였는데 사태가 그 지경에 이르자 과 전체의 문제가 되었다.

사망한 환자의 친지들이 중환자실 입구와 병실 복도를 점령하고 농성을 하니 다른 환자 치료에 지장을 주는 것은 물론 과 전체의 활동이 위축될 수밖에 없었다. 시위 중 일부 사람들은 과장실로 몰려가 쇠막대기로 문을 부수기도 했다. 환자의 수술을 집도했던 과장님은 병원에 출근을 못하는 상황이 되었고, 의무장인 내가 뒷수습을 감당해야 했다. 유족 측과의 대화는 진척이 없었고 과 운영이 마비되는 상황이 되었지만 인내하고 대화로 푸는 길밖에는 없었다. 30대 후반의 조교수였던 나로서는 너무 벅찬 사태였다. 다시 한 번 일의 자초지종을 설명하고 환자 보호자들의 요구 사항도 듣기 위해서 설명회를 열었다가 유족의 친지들에게 주먹과 발길질을 고스란히 받기도 했다.

하지만 대화로 풀지 않으면 결국 사태가 해결되지 않을 것 같아 다시 유족들을 만났다. 시간이 좀 지난 탓도 있고, 그 자리에 나왔던 유족들이 죽은 환자의 가까운 가족들이어서인지 다행히 차분하고 이성적인 대화가 가능했다. 어려운 상황에서 의료진이 열심히 노력한 것도 인정하는 분위기였으며 그들도 일을 마무리 짓고 싶어했다. 결국 서로를 이해하는 선에서 일이 마무리될 수 있었다. 드디어 환자의 장례식을 치르게 되었고 내가 대표로 가서 애도를 표했다.

현대 사회가 소통 불능의 사회라고들 한다. 소통은 사회 곳곳에서 중요한 키워드가 되었다. 그 일을 겪으면서 나 또한 소통의 중요성을 절감했다. 수술 전, 병의 심각성을 환자의 보호자들에게 좀 더 충분하게 설명하는 것이 필요했다는 생각이 들었다.

하지만 한편으로는 환자가 잘못되면 무조건 의료진에게 책임을 돌리는 방식도 문제이다. 의사의 잘못이 명백한 의료사고도 물론 있을 수 있다. 그러나 다른 환자에게까지 피해를 끼치는 난동에 가까운 농성이 결코 바람직하다고는 할 수 없을 것이다.

최근 의료문제로 인한 소송이 늘고 있다. 물론 의료진이 맡은 바 책무를 소홀히 하여 생기는 의료사고도 분명 존재한다. 그러나 의료진이 최선을 다했음에도 불구하고 의료행위 과정에서 불가항력적으로 발생하는 의료문제도 많다. 의사는 최선을 다한 치료였으나 결과가 좋지 않으니 환자 측은 불만이 클 수밖에 없다. 환자가 하소연할 곳은 병원밖에 없고 병원 측에서는 잘못이 없으니 보상을 할 수 없다는 입장이다. 이런 경우 정부가 발 벗고 나서서 불가항력적으로 발생한 손실을 보전해준다면 의료진도 환자도 마음 놓고 치료하고 또 치료받는 풍토가 조성되지 않을까 한다.

나이가 좀 많습니다

    학교는 학생을 교육하는 곳이다. 초·중·고등학교 교사와 대학 교수의 기본 임무는 학생 교육이다. 대학 교수는 교사와는 달리 연구라는 업무가 추가된다. 학생을 가르치는 일 말고도 전문 분야에 대한 연구로 학문 발전을 이뤄내야 한다.

    이런 관점에서 보았을 때 의과대학은 보통의 대학과는 다른 면이 있다. 모든 의과대학은 학생 교육의 장으로 부속병원을 갖고 있는데 대학 부속병원은 원래 의과대학 학생들의 실습을 위한 곳이다. 학생들을 교육하기 위해서는 환자를 진료하는 시설이 필요하기 때문이다. 따라서 의과대학의 교수는 환자를 치료하면서 이를 통해서 학생을 지도한다.

    의과대학 교육은 기초 교육과 임상 교육 두 가지로 구분된다. 기초교육은 1~2학년 때 이뤄진다. 해부학, 생리학, 약리학, 그리고 병리학 등을 배우는데 의학의 기본이 되는 학문 분야이다. 3~4학년 때는 임상 교육을 받는다. 이때는 강의실이 아닌 병원에서 교육을 받게 되며 내과, 외과, 소아청소년과, 그리고 산부인과 등을 배운다. 임상 교육 기간에도 강의를 듣기는 하지만 교수님들이 환자를 진료하는 모습을 직접 보면서 교육이 이루어진다. 따라서 의과대학 교수는 교육과 연구 외에도 진료라는 업무를 수행해야 한다. 그런데 이 교육과 진료를 동시에 수행한다는 일이 말처럼 쉽지 않다.

근래 대형 병원 간에 경쟁이 심화되면서 대학병원에서도 진료의 중요성이 더욱 커졌고 병원 경영진은 진료의 양과 질을 높이라고 채근한다. 이러한 분위기 때문에 대학 교수들이 본연의 업무인 교육보다 진료에 많은 힘을 쏟을 수밖에 없다. 결코 바람직한 현상이라고 할 수 없다. 의과대학 교수로서의 본연의 역할보다 눈앞의 성과에만 집착하게 되기 때문이다. 연구도 큰 부담이다. 대학 교수로 임용되거나 승진할 때 가장 필요한 요건이 바로 연구 업적이다. 따라서 대학 교수가 되고 싶거나 대학에 임용된 후 승진해야 하는 젊은 사람들에게는 연구가 최대의 관심사이다. 연구 실적을 내지 못하면 대학에서 살아남을 수 없다. 현실이 이러하니 의과대학 교수에게 있어서의 가장 중요한 업무인 교육은 결국 제일 뒷전으로 밀리게 되었다. 현재 우리나라의 많은 의과대학들이 안고 있는 문제이다.

1995년의 일이다. 당시는 교수에 임용된 지 얼마 되지 않았을 때라 학생 교육에 대한 열의가 컸다. 의과대학마다 차이는 있지만 의대 교과 과정에 있어 신경외과라는 과목의 비중은 그리 높지 않다. 그때는 모든 학생이 4학년 때 신경외과에서 약 2주일간 임상 실습을 했는데 2006년부터는 선택과목으로 바뀌어서 지금은 일부 학생만이 신경외과 실습을 받는다. 신경외과 실습을 나온 학생들과 회의실에서 마주 앉았다. 임상 실습 시간에는 강의보다는 직접 환자를 만나게 하는 일이 중요하다. 직접 환자를 대하기에 앞서 약 30분간 신경외과 환자 진찰의 기본에 대한 강의를 했다. 강의를 끝내기 전에 졸업 후 전공하고 싶은 과에 대해 한 사람 씩 돌아가며 물어보았다.

당시도 요즘처럼 학생들에게 신경외과가 인기가 좋은 과는 아니었다. 신경외과라는 과목 자체는 재미있으나 너무 힘들어서 기피과가 되어버린 것이다. 내심 좋은 학생을 포섭할 목적으로 일부러 자상하게 물었다. 하지만 실망스럽게도 신경외과를 지원하고 싶다는 학생은 실습을 나온 20명 중 한 명도 없었다. 마지막 순서였던 학생은 가정의학과를 전공하고 싶다고 했다. 이유를 물으니 나이가 많아서 1년이라도 빨리 전공의 과정을 끝내고 싶다는 것이었다. 신경외과를 전공하겠다는 학생이 없어서 이미 기분이 썩 좋지 않은 상태였는데 학생이 선생 앞에서 나이가 많다고 하니 언짢았다.

씩 웃으며 물었다.

"나이가 많아? 자네 몇 살인데?"

일순간 학생들 분위기가 싸늘하게 얼어붙었다.

"나이요? 제가 나이가 좀 많습니다."

"그래? 몇 살이냐고?"

다소 짜증이 나서 다시 물었다.

"예, 마흔다섯 살입니다."

나보다 3살이 많은 나이였다.

"예? 뭐라고요?"

나는 순식간에 얼굴이 벌겋게 상기되었다.

"제가 학생 때 데모하다가 잘려서 사회생활하다가 복학했습니다. 의예과 입학은 1969년에 했습니다."

학생 앞으로 걸어갔다. 허리를 90도로 굽혔다.

"죄송합니다. 몰라뵈었습니다. 얼굴도 동안이어서 큰 실수를 했습니다."

"뭘 그러세요. 괜찮습니다."

몇 번이고 사죄했다. 싸늘했던 분위기도 회복되었다. 나도 웃고 나이 많은 학생도 웃으면서 수업을 끝냈다.

그렇게 한 2년쯤 지났을까. 응급실 복도에서 그 학생을 다시 만났다. 그때는 전공의가 되어 있었다. 서로 반갑게 악수하며 인사했다. 무슨 과를 전공하냐고 물었더니 웃으면서 가정의학과 전공의라고 했다. 지금 생각해봐도 웃음이 난다. 학생에게 실수를 하긴 했지만 교육에 대한 열정이 있었을 때였다. 좀 더 재능 있는 후학들을 키우고 싶은 욕심이 그런 실수를 만들었다.

젊은 후배 교수들에게 학생 교육에 보다 관심을 기울이라고 부탁하고 싶다. 가정에서 자식을 키우듯이 교수라면 후학을 훌륭하게 키우는 데서 큰 보람을 느낄 수 있다. 학문의 계승 발전을 도모하는 것도 물론 중요하지만 후학을 키우는 것 자체가 너무도 의미 있는 일이다.

요즈음 의과대학 당국에서도 교육에 관한 문제점을 개선하고자 나름대로 고민한다. 교육 잘하는 교수에 대한 인센티브나 교육과 관련된 포상 제도를 신설하려는 의과대학들도 있다. 의과대학 교수의 3대 임무인 교육, 연구, 진료를 한 사람이 모두 잘 수행하기에는 현실적으로 한계가 있을 수밖에 없다. 이에 교육이면 교육, 연구면 연구, 진료면 진료를 주로 하는 교수 관리 체제를 구축하려는 시도도 있다. 좋은 현실적인 대안이다. 하지만 제도가 아무리 좋아도 기본적으로 교수의 사고가 바뀌어야 한다. 교수 각자가 교육의 중요성을 뼛속 깊이 새기는 것이 무엇보다도 중요하다.

죽음의 질에 대하여

의사는 사람의 건강과 생명을 책임지는 전문 직업인이다. 가능한 모든 방법을 동원하여 사람의 생명이 1분 1초라도 더 지속되게 하는 것이 기본적인 책무이다. 그런데 요즈음 '삶의 질'이라는 문제가 대두되면서 무조건적 생명 연장에 대한 의견이 분분하다. 사람은 사람답게 삶을 영위할 권리가 있는데 삶의 질이 무시된 채 생명만 연장되고 있는 경우도 있다. 도저히 회복할 가능성이 없는 말기 암 환자에게 병의 진행으로 인한 심장마비가 발생했을 때 과연 심폐소생술이 의미가 있는 것인가? 요즈음은 환자 자신이나 가족들이 이런 상황이 발생하면 심폐소생술을 하지 말라는 요구서에 미리 서명을 해놓는 경우도 많다. 하지만 사전에 이러한 합의가 없었다면 의사는 반드시 심폐소생술을 시행해야 한다.

대부분의 장기가 회복 불능인 상태에서 인공호흡기로 생명을 연장하는 것이 정당한 일인가 하는 문제도 있다. 하지만 이런 경우라도 법적으로 그 누구도 인공호흡기를 제거할 권리는 없다. 그렇지만 한 가지 예외 조항이 있다. 바로 '뇌사'이다. 뇌사란 뇌의 기능이 완전히 정지되어 자가 호흡은 물론 모든 신체 장기가 전혀 기능을 하지 못하는 상태이다. 회생할 가능성이 없으므로 사망으로 인정한다는 의미이다.

전통적으로, 또 법적으로 사망의 정의는 심장이 멎는 것이다. 이를 심장사라고 한다. 그런데 장기이식 기술이 발달하면서 사망의 정의에 대해 논란이 생겼다. 심장사만을 사망으로 인정할 경우 뇌사자의 장기는 이용할 수가 없다. 심장이 멎은 후 장기를 적출하면 장기가 망가져 사용할 수 없기 때문이다. 환자가 장기를 기증한다는 의사를 분명히 밝혔을 경우에 한해서만 뇌사라고 판단되면 사망으로 인정할 수 있다.

이러한 경우를 제외한다면 어떠한 경우라도 심장사에 이르기 전까지 의사는 수단 방법을 가리지 않고 생명 연장을 시도해야 한다. 환자의 보호자도 적극적으로 환자의 생명 연장에 합심해야 한다. 만약 그렇지 않으면 분명한 위법이고 살인죄나 살인 방조죄가 성립된다. 법과 현실 사이에 괴리가 있다는 논란이 대두되는 이유이다.

1990년대 중반, 지인의 소개로 내원한 중년의 여성 환자를 진찰하게 되었다. 환자의 남편은 내 고등학교와 대학교 선배였다. 환자는 약 1년 전 폐암에 걸려 절제술을 받은 병력이 있었다. 이후 항암 치료와 방사선 치료를 끝내고 폐암의 완치를 기대하던 중 간질 발작이 발생했다. 뇌 MRI에서 전이성 종양이 발견되었다. 당시 보편적인 전이성 뇌종양에 대한 치료는 전뇌방사선조사였다. 환자도 담당 내과 의사가 권유하는 대로 전뇌방사선 치료를 받았다. 간질 발작 때문에 항경련제를 복용했으며 방사선 치료 후 뇌종양도 어느 정도 진정되었다.

그런데 몇 달 후 환자는 다시 심한 두통을 겪게 되었다. MRI 촬영을 해보니 전이성 뇌종양이 재발한 것이었다. 담당 내과 의사는 신경외과 의사에게 자문을 구했다. 처음 환자를 진찰한 신경외과 의사는 수술을 권했다고 했다. 종양이 꽤 크고 또 한 개밖에 없으므로 현명한 선택이었다고 할 수 있다. 하지만 환자와 남편은 뇌수술에 동의하지 않았다. 오랜 암 투병을 해오고 있던 터라 뇌수술이 너무 부담스러웠기 때문이었다. 다른 방법이 없을까 궁리하던 끝에 나를 찾게 된 것이었다.

그들은 내게 방사선 수술을 부탁했다. 지금은 '감마나이프'라는 최신 기계로 방사선 수술을 하지만 당시는 우리 과와 치료방사선과(현 방사선 종양학과)가 합동으로 자체 개발한 '그린나이프'라는 기계로 방사선 수술을 했다. 선형가속기를 이용한 초보적인 형태의 방사선 수술방법이었는데 효과는 그런대로 괜찮았다. 자료를 검토한 후 나는 방사선 수술을 결정했다. 방사선 수술을 하기는 다소 크기가 컸지만 달리 선택할 수 있는 방법이 없었다. 신중에 신중을 기해서 치료를 마쳤다. 성공적이었다. MRI상에서도 종양은 점점 줄어들었다.

그로부터 1년쯤 지나서였다. 연말 무렵, 한 통의 전화가 왔다. 선배인 환자의 남편이었다. 쓸쓸하고 풀이 많이 죽은 목소리로 환자가 몇 달째 의식이 없이 누워 있으니 한 번 와줄 수 없겠냐고 했다. 주말에 선배의 아파트를 방문했다. 넓은 집안은 모든 것이 깔끔하게 정돈되어 있었지만 어딘가 적막하고 쓸쓸한 분위기였다. 환자는 안방에 누워 있었다. 자가 호흡을 하고, 자극에 대한 반응은 있었지만 의식이 없었다. 흔히 말하는 소위 식물인간 상태였다. 식물인간은 뇌사와는 달리 자가 호흡이나 움직임이 있을 수 있는 등 살아 있는 상태이다. 환자는 오랜 투병 생활로 엉덩이에 커다란 욕창이 생겨 옆으로 누워 있었다. 간호는 간병인과 선배, 그리고 근처에 사는 출가한 딸이 번갈아가며 한다고 했다.

환자는 방사선 수술을 받고 회복되어 생활하다가 다시 새로운 전이가 발견되었고 결국은 의식불명 상태가 되었다고 했다. 선배도 의사여서 내용을 소상히 파악하고 있었기 때문에 내가 진찰한다고 달라지지 않는다는 것은 잘 알고 있었다. 다만 너무 외롭고 답답한 심정을 어딘가 하소연하고 싶었던 것이었다. 나도 딱히 위로할 말이 떠오르지 않았다. 환자의 그 삶이 의미가 있다는 생각은 들지 않았다. 어쩔 수 없이 남들도 흔히 하는 말로 위로했다. 돌아서 나오는 발길이 무거웠다. 공연히 방사선 수술을 해서 환자와 선배 모두를 더 고생시킨 것은 아닌가 하는 생각이 들었다. 몇 달 후 환자가 결국 돌아가셨다는 소식을 전해 들었다. 돌아가신 분도 그렇지만 넓은 아파트에 혼자 남을 선배를 생각하니 참 안타까웠다.

　죽음에 이르는 과정이 어떠해야 하는가라는 질문은 철학적인 문제에 가깝다. 그러나 의료 현장에서 일하는 한 사람의 의사로서 '죽음'에도 최소한의 '질'이 담보되어야 하는 것이 아닌가 하는 생각이 든다.

김시창 교수를 기리며

1997년 일이다. 우리 병원 정신과(현 정신건강의학과) 교수로 있는 외사촌 형이 당신 친구의 진찰을 부탁해왔다. 환자의 병력을 들어보니 10여 년 전에 허리디스크로 수술을 받은 적이 있었다. 수술한 의사는 나의 은사님으로 외사촌 형의 의과대학 동기였는데 마침 은사님이 외국 출장 중이어서 나를 찾은 것이었다. 진찰해보니 디스크가 재발한 것은 아니고 단순 요추염좌였다. 쉬면서 진통제와 근육이완제를 복용하라고 처방했다.

나중에 알게 된 사실이지만 그 환자는 서울대학교 의과대학 외과학교실의 대선배인 고 김시창 교수의 큰아들이었다. 김시창 교수는 일제강점기 경성제국대학 의학부 제7회 졸업생으로 전공분야는 외과였다. 의학박사 학위를 취득한 후 그는 고려대학교 의과대학의 전신인 경성여성의학전문학교의 외과교수로 부임해 당시는 불모지나 다름없었던 신경외과 분야를 개척했다. 해방 후 서울대학교 의과대학으로 자리를 옮겨 제2외과 과장으로 재직하면서 신경외과학 정착을 위해 노력하던 중 한국전쟁이 발발했고, 김시창 교수는 납북되고 말았다. 길지 않은 교수 생활이었지만 후에 우리나라 신경외과학의 동량이 된 이들에게 많은 영향을 주었을 정도로 그 업적이 뚜렷한 인물이다.

한국전쟁 중에는 머리와 척추를 다친 전상자가 많이 생겼다. 하지만 전쟁 초기에 우리나라에는 이 분야의 전문가가 없어 전상자들의 치료를 미군 신경외과 군의관이 주로 담당했다. 이후 이들에게 신경외과 기술을 습득한 한국군 군의관들이 미군 군의관을 도와 많은 전상자를 치료했다. 그때 신경외과에 관심을 갖고 치료했던 많은 의사가 직간접적으로 김시창 교수의 영향을 받은 후학들이었다. 비참한 동족상잔의 전쟁이 신경외과라는 학문을 발전시켰으니 참으로 아이러니한 일이다.

한국전쟁이 끝나고 전쟁 중 신경외과 수기를 습득한 외과 의사들이 앞다퉈 외국으로 나갔고 본격적으로 신경외과라는 학문을 공부했다. 몇 년 동안 정식 수련을 받은 이들이 귀국하면서 1950년대 후반부터 우리나라의 여러 대학병원에도 신경외과라는 진료과가 개설되었다. 서울대학교 의과대학부속병원이 국내대학병원으로는 처음으로 1957년 1월 7일에 신경외과를 열었다.

내가 서울대학교 의과대학병원 신경외과 과장을 맡고 있던 2007년은 우리 대학병원에 신경외과가 생긴 지 50년이 되는 해였다. 50주년을 기념하기 위해서 많은 행사를 준비했는데 그중에서도 가장 중요한 것이 『서울대학교 의과대학 신경외과학교실 50년사』 편찬이었다. 이미 여러 진료과에서 과 역사에 대한 책들을 적지 않게 발간했지만 자화자찬식의 사실 나열에 그친 책들이 많았다. 비록 역사 전문가가 쓴 역사서는 아니더라도 우리는 나름대로 형식을 갖추기 위해 애썼고 객관적 자료에 근거한 편찬을 원칙으로 했다. 또 세계화에 발맞추어 영문으로 집필했다.

여러 사람들과 함께 50주년 기념 작업을 진행했지만, 50년사만큼은 직접 챙겼다. 특히 주안점을 둔 것은 1957년 신경외과가 창설되기까지의 역사적 배경이었다. 그 과정에서 김시창 교수가 전면에 부상했고 그분의 흔적을 찾기 위해서 많은 노력을 기울였다. 사진 자료와 논문 자료 등도 어렵게 구했고, 아들과 제자들의 증언도 녹취했다. 그러나 명동에 있었던 김시창 교수의 집은 한국전쟁 때 완전히 파괴되어 아쉽게도 유품은 구할 수 없었다.

하지만 일련의 과정을 통해서 김시창 교수가 남달리 뇌수술에 관심을 가졌고, 외국서적을 통해 독학으로 신경외과 공부와 수술 기술을 연마했음을 알았다. 수술 기술도 뛰어났고 배짱이 두둑해서 당시 의학계에서는 생소했던 뇌수술도 시도했다. 이러한 학구적이고 진취적인 태도 때문에 많은 후학들이 그를 따랐다.

김시창 교수의 가족들은 그가 납북된 후 북한에서 신경외과 의사로 활동했다는 소식을 1960년대 일본의 소식통을 통해서 들었다. 김시창 교수는 납북된 후 많은 고생을 하다가 중요한 뇌수술 환자가 생겨 평양의학대학으로 호출을 받았다. 당시 그 환자는 소련에서 파견된 군의관이 담당하고 있었는데 소련 군의관이 자신이 없었던지 북한 내의 전문가를 찾아달라고 했다. 김시창 교수와 대담을 나눈 소련 군의관은 그의 해박한 지식에 감탄해 그 환자의 수술을 맡겼다. 수술은 성공리에 끝났고 그 후 본국으로 귀국한 소련 군의관은 김시창 교수를 모스크바로 초청했다. 김시창 교수는 모스크바에서 학술대회를 통해서 큰 명성을 얻으며 동구권에서 유명인사가 되어 귀국했다. 이후 평양의학대학 교수로 활약하다가 1950년대 말, 반동분자로 낙인 찍혀 행방불명되었다. 확인할 길은 없으나 그가 국제적으로 김일성보다 더 유명해져서 제거되었다는 풍문이 있었다고 한다.

2012년 5월, 김시창 교수의 아들이 전해줄 물건이 있다고 병원을 찾았다. 가져온 것은 1,928쪽이나 되는 두툼한 책이었다. 1947년 미국에서 발간된 약전藥典이었는데, 1950년 2월 6일 원남서원에서 구입했다는 딱지가 붙어 있었고, 연필로 가격이 쓰여 있었다. 속표지에는 'Sityang Kim'이라는 친필 서명이 있었다. 김시창 교수의 아들은 나에게 "아버지의 업적을 발굴하기 위해 노력해주어 감사하다"는 말과 함께 그 책을 주면서 "유일하게 남은 아버지 유품이지만 선생님 덕에 아버지의 업적이 새롭게 세상에 알려지게 되었으니 선생님이 갖고 있는 것이 좋겠다"고 했다. 그분이 직접 사용하던 책과 서명을 갖게 되었으니 나 또한 여간 기쁘지 않았다.

한국전쟁이 우리나라 신경외과 발전의 중요한 계기가 되었다는 사실은 널리 알려져 있다. 그러나 이런 선구자의 노력이 밑바탕에 없었다면 단순히 전쟁이 났다고 해서 신경외과가 발전할 수는 없었을 것이다. 신경외과의의 한 사람으로서 고개가 숙여진다.

보라매병원 사건

인간다운 삶에 있어 건강은 첫 번째 요건이다. 옛 원시인들이 남긴 예술품에도 무병장수에 대한 기원은 가장 중요한 주제였다. 하지만 결코 병에 걸리지 않는 몸이란 이 세상에 존재하지 않는다. 살아가면서 병에 걸리는 것은 어쩔 수 없는 현실이다. 병이 들면 그에 합당한 치료를 받아야 하는데 서민들에게는 경제적 부담이 항상 문제가 된다. 충분히 치료 가능한 병인데도 경제적인 이유로 병원 문턱을 넘지 못하고 결국 죽음에 이르는 경우들도 있다. 대한민국이 건국 직후의 어려운 상황에서도 공공 의료라는 개념을 도입했던 이유도 그래서였다.

각 도道에 도립병원들을 건립했고 서울특별시에서는 시립병원들을 세웠다. 그중 하나가 1955년 6월 문을 연 영등포시립병원이다. 초창기 시립병원들은 어려운 여건 속에서도 나름대로 사회적 약자들의 보건 향상에 기여했다. 그러나 세월이 흐르면서 급속히 발전하는 의술과 현대적 경영술에 효과적으로 대처하지 못했고, 또한 낙후된 의술과 의료시설 때문에 시민들의 외면을 받게 되었다.

이러한 문제를 해결하고자 1987년 서울특별시는 영등포시립병원의 경영을 서울대학교병원에 위탁했다. 서울대학교병원도 공공의료에 있어

중심축의 역할을 해야 할 병원이기 때문에 서로의 목표가 맞아떨어진 결과였다. 이렇게 해서 유능한 인재들이 영등포시립병원에 참여하면서 서민에게 양질의 의료 혜택이 가능해졌다.

하지만 문제는 병원 건물을 포함한 시설과 장비의 노후화였다. 시설과 장비가 너무 시대에 뒤떨어져 제대로 된 의료 혜택을 제공할 수 없다고 판단한 서울대학교병원과 서울특별시는 병원을 새로운 부지에 신축하기로 했다. 마침내 보라매공원 내에서 적당한 부지를 찾을 수 있었고, 첨단 장비를 갖춘 현대식 건물을 신축해 1991년 병원을 이전하게 되었다. 이전하면서 병원 이름도 '영등포시립병원'에서 '보라매병원'으로 새롭게 변경했다. 보라매는 한 살 미만의 어린 매를 일컫는 말로 길들이기가 쉽고 활동성이 강해 최고의 사냥매로 여겨진다.

보라매공원은 원래 공군사관학교로 사용되던 부지였는데 1985년 공군사관학교가 충청북도 청주로 이전함에 따라 공원으로 조성해 사용되었다. '보라매'는 공군사관학교 때부터 상징적으로 사용되었던 이름인데 그 후 공원과 병원에까지 쓰이게 된 것이었다. 보라매병원이 탄생한 지 30년이 가까운 지금, 그 이름에 걸맞은 초일류 병원으로 성장했다고 자부하고 있다.

우리 신경외과도 보라매병원 신경외과 창설에 많은 노력을 기울였고 훌륭한 인재를 보내서 진료에 임하게 했다. 현재 보라매병원 신경외과에서 근무하는 교수 요원들은 뛰어난 실력을 갖춘 자타가 공인하는 해당 분야 최고 권위자들이다. 스스로 생각하기에도 자랑스러운 병원이며 신경외과이다. 물론 오늘에 이르기까지 어려운 순간들도 적지 않았다. 그중에서도 '보라매병원 사건'은 잊을 수 없는 뼈아픈 기억이다.

1997년 12월 어느 날 새벽 무렵이었다. 술에 취해 넘어진 환자 한 명이 보라매병원 응급실로 실려왔다. 환자는 57세의 남성이었는데 부인 이야기를 들어보니 집에서 술에 취한 상태에서 화장실을 가려다 기둥에 머리를 부딪치고 시멘트 바닥에 쓰러졌다고 했다. 이후 의식을 찾지 못해서 급히 응급실을 찾은 것이었다. 신경외과에서 CT를 시행했고 '뇌경막위 혈종'이라는 두개강내출혈로 진단되었다. 의료진은 신속하게 수술에 들어갔다. 5시간에 걸친 대수술이었는데 수술 후 환자는 계속해서 의식불명 상태였고 자가 호흡이 없어 인공호흡기를 부착했다. 수술로 혈종은 잘 제거되었으나 워낙 뇌를 심하게 다쳐 위기의 순간이 계속되었다.

수술하고 이틀이 지나서 환자의 부인이 담당 전공의에게 퇴원을 요구했다. 치료비가 벌써 260여만 원이 나왔고 소생의 가능성이 없다고 스스로 판단한 부인은 자기네 형편으로는 앞으로의 치료비를 도저히 감당할 수가 없다는 것이었다. 환자는 17년 전 금은방을 경영하다가 실패한 후 집에서 술을 먹으며 무위도식해온 사람이었다. 게다가 술을 먹으면 가족들을 구타하기 일쑤였다. 부인이 공사판에 나가 벌어오는 70만원이 수입의 전부였다. 부인의 퇴원 요구를 들은 전공의는 일언지하에 거절했다. 전공의는 환자의 상태가 워낙 위중해서 최선을 다해 치료해도 생사를 확신할 수 없는데 지금 퇴원하면 환자는 곧바로 사망할 것이라고 설명했다. 하지만 부인은 막무가내였다. 하는 수 없이 전공의는 교수님의 허락을 받아오라고 했다. 똑같은 대화가 교수 앞에서 반복되었다. 전공의와 교수는 여러 차례 강력하게 퇴원을 만류했으나 보호자는 뜻을 접지 않았고, 결국 할 수 없이 퇴원을 허락했다.

인턴이 응급차로 환자를 집까지 이송했다. 인턴은 기관지에 삽입된 관을 통해서 손으로 인공호흡을 시키며 환자의 집에 도착했고 이후 기관지 관을 제거하고 환자의 집을 나왔다. 환자는 얼마 지나지 않아서 집에서 사망했다고 했다.

며칠 후 형사가 병원을 찾아왔다. 병원 측은 처음에는 영문을 몰랐으나 나중에 알고 보니 살인사건에 대한 검찰의 조사였다. 황당한 일이었다. 의사는 밤을 새가며 수술을 했고 보호자의 퇴원 요구에 간곡한 만류를 반복했다. 또한 환자 이송 때도 끝까지 환자를 돌보았다. 그런데 살인사건이라고 하니 어안이 벙벙할 수밖에 없었다. 결국 의사 3인과 환자의 부인은 살인에 대한 죄로 법정에 섰고 최종적으로 부인은 살인죄, 의사 2인은 살인방조죄를 선고받았다. 이 사건에 대해 신경외과 의사를 포함한 많은 의사들이 반발했고, 대한신경외과학회는 성명서도 발표했으나 아무 소용이 없었다.

의사는 환자의 치료에 대해 무한 책임을 갖는다. 우리나라 대부분의 의사들이 이러한 정신으로 진료에 임하고 있다고 생각한다. '보라매병원 사건'의 담당 의사도 의무를 다하면서 따뜻한 마음을 가지고 행동했다고 나는 확신한다. 보라매병원 사건은 의료 현장의 현실과 법 제도의 괴리를 절절히 느끼게 만든 사건이었다. 좋은 후배들이 큰 곤혹을 치른 그 상처는 지금도 완전히 치유되지 못했다.

2009년 존엄사 논란을 일으킨 '김 할머니 사건', 연일 신문에 대서특필된 이 사건 또한 무의미한 생명 연장과 관련한 문제였다. 결국 대법원에서도 가족들의 의견을 존중하는 판결을 내렸다. 물론 김 할머니 사건은 존엄사에 관한 문제로 보라매병원 사건과는 그 성격이 다르다. 하지만 타당성 있는 가족들의 의견이 존중받고 생사의 기로에 있는 어떠한 사람이라도 모두 최소한의 품위를 지키는 범위 내에서 치료가 이루어져야 하는 것이 아닐까. 더불어 보라매병원 사건의 당사자에게 살인에 관한 죄를 묻는다면 국가는 아무 책임이 없는 것인지, 그에 대한 답은 누가 해야 하는 것인지 궁금하다.

안타까운 의사들의 파업

2000년 6월 잘 알고 지내던 후배가 신경외과에 입원했다. 왼쪽 다리에 약 5분 정도 마비 증상이 있어서 뇌 MRI를 촬영했는데 뇌에 종양이 발견되었다. 우측 전두부에 약간의 거리를 두고 2개의 종양이 있었다. 모양이 원형에 가깝고 조영증강이 잘 되었으며 종양 주위에 손가락 모양으로 심한 뇌부종이 있었다. 이러한 방사선학적 소견을 종합하면 전이성 뇌종양에 합당했다. 전이성 뇌종양이란 뇌 이외의 다른 곳의 암이 뇌로 전이를 일으켜 형성한 종양을 일컫는다. 원발암을 찾기 위해서 전신 검사를 시행했다.

뇌로 전이를 잘 일으키는 원발암으로는 폐암, 유방암, 신장암, 대장암, 흑색종 등이 있다. 다행히 우리나라에는 피부에서 발생하는 흑색종이 흔하지 않아서 뇌의 전이성 흑색종은 드물다. 후배는 혈액종양표식자 검사와 흉부 엑스선, 흉부 CT, 복부 초음파, 복부 CT 등과 함께 전신 양전자방출단층촬영(PET)을 했다. 폐에서 암종이 발견되었다. 그럴 경우 일반적으로 폐에서 생검을 실시해서 조직학적 진단을 한다. 그런데 환자는 폐에 있는 종괴가 큰 혈관에 근접해 있어 생검에 대한 위험이 컸다. 결국 조직 검사를 뇌에 있는 종양에서 하기로 했다. 임상 소견으로도 폐에 암이 생겼고 이것이 뇌로 전이되었다고 쉽게 추측할 수 있었다. 하지만 그런 경우라도 반드시 어느 부위에서든 조직 검사를 해야 한다. 명확하다고 판단한 경우에도 임상 진단은 틀릴 수 있고 또 폐암이라도 조직학적 분류에 따라서 치료 방침과 예후가 다를 수 있기 때문이다.

정위적 방법으로 뇌에 생긴 종양의 생검을 하기 위한 일정을 잡았다. 신경외과 수술 중에서 뇌 생검은 비교적 간단하고 안전한 수술이다. 환자의 부인과도 잘 아는 사이였다. 너무 걱정하지 않도록 안심을 시켰다. 그런데 문제가 발생했다. 전국 대부분의 의료기관이 파업을 시작한 것이었다. '의약분업'이라는 문제 때문에 의사의 불만이 고조되던 끝에 내려진 극단적인 처방이었다. 당장 생명이 위급하지 않은 환자를 모두 퇴원시킬 수밖에 없었다. 뇌 생검이 아무리 간단하고 안전한 수술이라 할지라도 다른 요소들이 뒷받침되지 않으면 할 수 없었다. 그렇지 않아도 불안하고 초조한 환자는 아무 기약 없이 기다려야 했다. 환자 본인도 의사였으므로 파업의 정당성을 어느 정도 인정하기는 했지만 암 환자로서 마냥 기다릴 수만은 없는 상황이었다. 환자는 영문으로 된 진단서와 경과지를 요구했다. 급히 미국으로 가서 치료받기로 했다는 것이었다.

1999년 12월 7일 약사법 개정법률안이 국회에서 통과됨으로써 본격적인 의약분업 시대에 들어갔다. 의사들의 반대가 거셌지만 정부는 강력하게 밀어붙였다. 의약분업이란 '진료는 의사에게, 약은 약사에게'라는 구호를 내세워 의사에게서 약에 대한 권리를 뺏는 제도이다. 과거에는 환자가 병원에서 진료를 받고 약을 처방받아 병원에서 약을 타서 집으로 가면 됐다. 당시 약값에는 과외의 처방료가 없었고 약품 가격도 원가로 지불했다. 그런데 의약분업이 되면서부터는 병원에서 처방전을 받아 병원 밖의 일반 약국에서 약을 사야 한다. 환자는 그 과정에서 조제료라는 돈을 따로 지불하게 된다. 국민들은 비용을 더 많이 부담해야 하고 그 비용은 고스란히 약사에게로 가는 제도를 시행하려는 정부의 의도를 의사들로서는 이해하기가 어려웠다. 더구나 환자들은 진료 후 처방전을 받아서 다시 약국을 가야 하는 번거로움을 감수해야 한다. 의사들은 이 제도의 불합리한 점에 대해 항의하며 여러 통로를 통해 반대 의사를 표시했지만 의견이 관철되지 않았다. 결국 최후 수단으로 파업이라는 극단적인 선택을 하게 되었다.

온 나라가 들끓었다. 환자 곁을 떠난 의사는 더 이상 의사가 아니라는 비난도 많았다. 전국의 의과대학병원 파업을 우리 병원 교수가 주도했기에 병원에는 밤낮 없이 환자가 아닌 기자들로 붐볐다. 교수들이 강의실에 모여 의사 가운 반납식을 했다. 속죄의 마음으로 전공의들과 함께 빈 병실을 돌면서 대청소도 했다.

대학 교수들이 양심을 걸고 의약분업 반대를 호소했으나 국민들의 반응은 싸늘했다. 돈 잘 벌고 잘 사는 의사들이 왜 환자를 내팽개치고 파업을 하는지 국민들은 납득하지 못했다. 의사들이 의약분업의 불합리함들을 국민들이 충분히 이해할 수 있도록 알리지 못했고, 그동안 의사가 국민과 함께 하는 모습을 보여주지 못했던 것이 그 이유라고 생각한다. 정부가 의지를 가지고 추진하고 국민도 의사에게 지지를 보내주지 않으니 더 이상의 저항은 무의미했다. 결국 법이 통과되었고 제도는 시행되기 시작했다. 의사들도 다시 환자들 곁으로 돌아왔다. 국민들은 아직까지 의약분업이 무엇인지, 왜 시행해야 하는지 잘 알지 못한다. 진찰받고 다시 약국까지 가야 하는 번거로움과 약사에게 가는 비용 부담을 고스란히 우리 국민들은 떠안고 있다.

수개월이 지나서 미국에서 돌아온 환자를 다시 만났다. 머리카락도 거의 없어졌고 안색이 창백해 병색이 깊어 보였다. 미국에서 뇌종양에 대한 생검을 시행했으며 예상대로 폐에서 전이된 암으로 확진되었다고 했다. 환자는 미국에서 폐와 머리에 방사선 치료를 받았고 이어 항암 치료도 받았다. 당연히 엄청난 비용이 들었다. 환자와 환자 부인의 얼굴에는 원망의 빛이 확연했다. 병에 걸린 스스로에 대한 원망과 의사에 대한 원망이 함께 있으리라 추측했다. 나는 나대로 큰 죄책감을 느끼지 않을 수 없었다. 그 후 몇 번 더 환자를 외래에서 만났는데 병은 점점 악화되고 있었다. 환자는 모든 것을 포기하고 시골로 내려가겠다고 했다. 그래도 끝까지 최선을 다해보자는 설득은 그에게 너무 사치스러운 말 같았다. 발병한 지 채 1년이 되지 않아 결국 사망했다는 소식을 다른 이로부터 전해 들었다.

의사 생활을 하면서 정기적인 휴가나 개인사정으로 자리를 비운 적은 종종 있다. 하지만 내가 의사로 근무하면서 집단적인 파업을 벌인 것은 지금까지 두 차례였다. 첫 번째는 인턴 때 전공의의 월급 인상 문제로 약 1주일 동안 벌인 파업이었다. 당시 전공의들이 우리 인턴들을 조종해 벌인 파업이었다. 전공의들은 과에 소속되어 있어 교수님 눈치를 볼 수밖에 없는 처지라 다소 운신의 폭이 큰 후배 인턴들을 시켜서 월급을 올려달라고 파업을 사주한(?) 것이었다. 파업기간 중 인턴의 업무를 전공의들이 맡아주었기 때문에 진료에는 큰 지장이 없었다. 또한 원하는 만큼은 아니지만 월급도 인상되어 해피엔딩으로 막을 내렸다. 명칭은 파업이었지만 젊은 시절의 치기가 한몫한 파업이었다. 하지만 의약분업 사태로 인해 2000년에 있었던 파업은 국민에게는 불편함과 경제적 부담을, 모든 의사들에게는 국민보건에 대한 책임감과 자존심 상실이라는 너무도 큰 짐을 지우고 막을 내렸다. 한번 시행되기 시작한 제도를 다시 바꾸기란 쉽지 않다. 그렇기에 의약분업에 대한 보다 정확한 정보를 국민들에게 소상히 알리지 못했다는 점이 더욱 진한 아쉬움으로 남는다.

김수환 추기경을 기리며

　많은 사람들이 따르고 사랑했던 김수환 추기경이 2009년 2월 노환으로 서거했다. 김수환 추기경은 생전에도 헐벗고 굶주린 이들을 위해서 많은 일들을 했지만 눈을 감을 때도 필요로 하는 이들을 위해 장기를 기증하여 진실한 사랑을 몸소 실천했다. 많은 이들이 문상을 통해 그분의 죽음을 진심으로 애도했으며 온 국민이 '사랑과 용서'의 상징이 된 그분을 기렸다.

　신경외과 의사로서 그동안 뇌사 상태에 빠진 환자들을 적지 않게 보아 왔다. 치료하던 환자가 그러한 상황이 되면 의사로서의 허탈감은 차치하더라도 환자에 대한 안타까움으로 마음이 무너져내린다. 하지만 그런 상황에 도달하면 드는 또 다른 생각도 있다. 이 환자의 생명을 건져낼 수는 없지만 타인에게 장기를 기증하게 함으로써 생명의 일부를 이어나갈 수는 없을까 하는 것이다. 생전에 스스로 혹은 환자 가족이 자발적으로 장기기증을 희망해 많은 꺼져가는 생명을 살렸다는 흐뭇한 신문기사도 종종 보도되지만 아직까지 우리나라 의료 현장에서 이런 형태의 장기이식은 흔하지 않다. 더군다나 유교 사상이 뿌리 깊이 남아 있는 한국 사회에서는 죽은 사람의 시신에 칼을 대는 것을 금기시하는 경향이 강하다. 반면 장기이식을 받으면 새 생명을 얻을 수 있는 이들의 입장은 절박하기만 하다. 살아 있는 사람의 장기를 이식받을 수 있는 경우도 있지만 이 또한 쉽지 않은 일이고 결국은 사망 후 장기이식의 활성화가 문제 해결의 열쇠라고 생각한다. 이런 점에서 김수환 추기경의 사랑 실천은 의사인 우리들에게 더욱 큰 감동으로 와 닿았다.

2000년, 젊고 아름다운 여성 환자의 뇌종양 수술을 한 적이 있다. 신경외과 의사로 한창 자신감이 붙어 있던 시절이었다. 미혼이었던 환자는 명문 대학을 나온 직장 여성으로 누가 보아도 더없이 좋은 신부감이었다. 근무 중 갑자기 발작을 일으켰고 병원으로 옮겨져 뇌종양으로 진단되어 최선의 치료를 했으나 여러 차례 입원과 퇴원을 반복한 끝에 결국은 2년 만에 종양이 재발되어 뇌사 상태에까지 이르게 되었다. 당황스럽기도 하련만 환자 가족들은 슬픔을 참으면서 이성과 냉정함을 잃지 않았다. 기적이 꼭 일어날 것이라며 의료진에게 끝까지 최선을 다해줄 것을 부탁하던 가족들도 시간이 지나면서 현실을 인정하는 분위기로 바뀌고 있었다.

원칙적으로 종양으로 사망한 사람의 장기는 다른 사람에게 이식할 수가 없다. 종양 세포가 장기를 통해서 이식을 받은 사람에게 옮겨질 가능성이 있기 때문이다. 하지만 뇌종양만은 예외이다. 뇌종양은 뇌의 밖으로 전이하는 경우가 거의 없다. 다만 수막종으로 사망한 환자의 경우에는 다른 장기로의 전이를 다시 한 번 확인하는 절차가 반드시 필요하다. 대단히 드물기는 하지만 뇌에서는 아무런 재발의 증거 없이 양성 수막종이 다른 장기로 전이되는 일도 있기 때문이다.

나는 평소의 소신대로 장기기증을 권해보기로 했다. 슬픔에 젖은 가족들에게 장기기증에 관한 이야기를 꺼내는 것 자체가 무척이나 어려운 일이었지만 용기를 냈다. 가족들은 너무 경황이 없었던 탓에 처음에는 내 말이 무슨 뜻인지 이해하지 못했다. 하지만 이내 그 뜻을 이해하고는 시간을 좀 달라고 했다. 새 생명을 위한 좋은 일이긴 했지만 당사자들에게는 너무 미안해서 이야기하면서 눈을 똑바로 쳐다보기가 어려웠다.

그다음 날 가족들은 장기기증에 동의한다는 뜻을 전했고 나는 고마운 마음으로 구체적인 절차를 진행하기로 했다. 필요한 장기를 이식하려면 심장이 멎기 전에 뇌사 상태에서 장기를 적출해야 한다. 심장이 멎어 혈액 공급이 되지 않으면 장기가 망가지기 때문이다. 가족들이 장기기증에 동의하면 뇌사 상태가 사망으로 인정된다. 가족의 서면 동의를 얻어서 공식적인 뇌사 판정을 시작했고, 뇌사로 확진된 후 정해진 절차에 의해서 장기 적출이 이루어졌다.

뇌사 판정은 매우 까다로운 법적 절차에 의해 진행된다. 가장 중요한 전제조건은 자가 호흡이 전혀 없고 뇌파 검사상 뇌의 기능 또한 완전히 정지되어 있어야 한다. 신경과와 신경외과 전문의 2인이 각각 12시간 이상의 간격을 두고 검사하여 정해진 조건을 충족해야 한다. 이렇듯 까다로운 기준을 만든 이유는 뇌사 판정이 사람의 사망을 정하는 매우 중요한 일이므로 만에 하나라도 소생할 가능성이 없음을 확실히 하기 위함이다.

나는 어떤 사람이 그 환자의 장기를 기증받았는지 알지 못한다. 알려고 해도 알 수 없는 일이고 또 알려고 하지도 않았다. 다만 이식을 받은 사람이 병에서 완쾌되어 기증자가 이승에서 못다 이룬 꿈을 대신해주기를 바랄 뿐이다.

　최근 장기기증에 대해 사람들의 관심이 높아졌고 또 실제로 장기기증이 전에 비해 많이 활성화되었다. 바람직한 방향으로 가고 있기는 하지만 아직은 갈 길이 멀다. 전통적인 의식구조 때문이기도 하지만 장기기증의 의의나 절차를 잘 몰라서 기증이 이루어지지 못하는 경우도 많다. 이런 점에서 신경외과 의사의 역할이 매우 중요하다. 환자 보호자도 의사도 환자가 사망에 가까워지면 정신이 없다. 의사는 치료하느라 정신을 다 뺏기고 또 이런 상황에서 기증 이야기를 꺼내면 너무 야속하다고 생각할 것 같아서 부담스럽다. 하지만 적극적으로 이해를 구해서 기증이 성사되면 보람도 크다. 의사 스스로도 장기기증에 대한 신념을 갖고 이를 위해 노력하는 자세가 필요하다.

내 마지막을 알 권리

2009년 미국의 유명한 정치가 에드워드 케네디Edward Kennedy가 사망했다. 병명은 악성뇌종양이었다. 뇌종양으로 쓰러졌다는 소식이 들리고 얼마 지나지 않아 결국 병마를 극복하지 못하고 유명을 달리했다. 그의 형인 존 F. 케네디는 미국의 제35대 대통령이다. '뉴 프런티어New frontier' 정신을 앞세워 미국의 자존심을 살린 젊은 대통령으로, 많은 국민의 사랑을 받은 인물이었다. 하지만 임기 중인 1963년 달레스에서 암살당했다. 존 F. 케네디의 동생이자 에드워드 케네디의 형인 로버트 케네디 또한 정치가였다. 법무장관과 상원의원을 역임했던 그는 민주당 대통령 후보 경선에서 선두를 달리던 중 1968년 암살당했다. 애초 존 F. 케네디에게는 조지프 패트릭 케네디 2세라는 형도 있었지만 그는 제2차 세계대전에 참전했다가 스물아홉의 나이로 1944년 전사했다. 부와 명예를 모두 지닌 케네디가※ 사람들의 잇따른 죽음을 사람들은 '케네디가의 저주'로 불렀다.

에드워드 케네디는 존 F. 케네디 형제 중 가장 오래 생존했던 인물이었다. 그 역시 좋은 가문, 훌륭한 학력, 출중한 외모 덕분에 일찌감치 많은 사람들이 대통령감으로 여겼다. 세 명의 형이 모두 요절했기에 에드워드는 케네디가의 마지막 희망이었다. 그는 형 로버트가 암살된 후 1969년 상원의 민주당 원내 총무가 되면서 유력한 대통령 후보로 떠올랐다. 하지만 형 로버트의 전 여비서와 차를 타고 가다가 차가 바다에 빠지는 사고가 일어났다. 에드워드는 혼자 자동차에서 빠져나왔고, 사건이 일어난 지 10시간 만에 경찰에 신고했다. 여비서는 사망한 채로 발견되었다. 채퍼퀴딕 스캔들로 알려진 이 사건은 평생 그의 정치적 오점으로 따라다녔고, 결국 대통령의 꿈을 접어야 했다.

그러나 에드워드는 계속해서 상원의원으로 재임하면서 진보정치계의 대부로 미국 정치에 막강한 영향력을 행사했다. 상원의원으로 47년간 정계를 주름잡았던 에드워드는 갑자기 발병한 악성뇌종양인 교모세포종으로 2009년 77세의 나이로 죽었다. 에드워드의 죽음은 암살이나 사고로 인한 죽음이 아니라는 점에서, 또한 연령적으로도 '케네디가의 저주'로 불리는 집안 출신치고는 장수한 셈이다.

가문의 불운 속에서도 꿋꿋이 살아온 에드워드 케네디를 쓰러뜨린 교모세포종은 어떤 병일까? 뇌종양은 크게 원발성 뇌종양과 전이성 뇌종양으로 나뉜다. 통계마다 차이가 있지만 발병률은 대체로 원발성과 전이성이 반반쯤 된다. 원발성 뇌종양의 약 50%를 차지하는 가장 흔한 종양은 신경교종이다. 뇌의 고유기능을 하는 신경세포를 받쳐주는 세포가 교세포인데 여기서 생긴 종양을 신경교종이라고 한다. 신경교종에는 여러 가지가 있는데 신경교종의 50%가 교모세포종이다. 따라서 원발성 뇌종양으로 가장 흔한 것은 약 25%를 차지하는 교모세포종이다.

교모세포종은 악성종양으로 뇌종양 중에서 악성도가 가장 높다. 오래

전부터 의학자들은 교모세포종을 극복하기 위해서 많은 노력을 했지만 아직도 진단된 후 평균생존 기간이 1년을 넘기지 못하는 무서운 질병이다. 현대의학의 발전으로 최근에는 뇌에 생긴 대부분의 종양이 치료가 가능해졌다. 이제 완치가 힘든 종양도 어느 정도 조절이 가능한 정도로 발전했다. 하지만 교모세포종의 치료는 아직도 제자리걸음이다. 수술 후 방사선 치료와 항암 치료를 적극적으로 하긴 하지만 큰 도움이 되지는 못한다. 에드워드 케네디 또한 미국의 유력한 정치가였던 만큼 최상의 치료를 받았겠지만 결국 1년을 넘기지 못했다.

신경외과 의사로 있으면서 지금까지 많은 교모세포종 환자를 치료했다. 아주 특별한 경우 5년 이상 생존한 사람도 있지만 대부분 발병 후 1년 내외에 사망했다. 확진은 생검을 통한 현미경 검사로 이뤄지지만 교모세포종의 뇌 MRI 소견이 특징적이어서 MRI를 보면 짐작이 가능하다. MRI를 보고 교모세포종임을 알게 되는 순간은 말문이 막힌다. 신경외과 의사로서 가장 무력해지는 순간이다.

중병이라고 생각되는 경우, 과거에는 일반적으로 의사가 병에 대해 환자에게 직접 이야기하지 않았다. 아이들은 부모에게, 어른은 배우자에게, 노인은 자식들에게 상의하는 것이 상례였다. 직접 환자에게 말하면 충격을 받을까 염려해서였다.

하지만 이것이 반드시 잘하는 일일까? 보호자가 강력하게 원하지 않는 경우라면 몰라도 요즈음은 일반적으로 당사자에게 이야기해주는 것이 옳다고 생각하는 의사들이 많다. 처음에는 분노하고 실망하지만 이를 이겨내야 하는 것도 환자 자신이다. 이런 과정을 통해서 투병의 의지를 다지는 경우도 많다. 교모세포종 환자도 처음에는 자신의 병명을 믿으려 하지 않는다. 화를 내면서 자리를 박차고 나가기도 한다. 하지만 많은 경우는 마음을 추스려 자신을 정리할 시간을 갖고 또 치료 의지를 다진다. 신경외과 의사로 오랜 세월 일해오면서 환자의 질병에 대해 사실대로 이야기하고 환자와 대화함으로써 닥친 문제를 함께 타개하는 것이 가장 좋은 방법임을 배웠다. 특히 교모세포종과 같이 남은 시간이 그리 길지 않은 병의 경우는 더욱더 환자 본인이 사실을 알아야만 한다. 치료의 의지를 다지는 것도, 사랑하는 이들과 이별하고 마지막을 준비하는 것도 누구도 침해할 수 없는 환자 본인만의 권리가 아닐까.

VIP 신드롬

1981년 3월, 로널드 레이건Ronald Reagan이 미국 대통령으로 재임하던 중 총격을 입은 사건이 있었다. 레이건 대통령은 존 힝클리라는 정신병자가 쏜 총에 폐 손상을 입었고 급히 근처 해군병원으로 후송되었다. 언론에 보도된 내용이니 얼마나 정확한지는 알 수 없으나 가족과 비서진이 의료진에 요구한 첫마디가 '일반 환자와 똑같이 치료해달라' 는 것이었다고 한다. 물론 우리는 그 상황의 진위를 정확히 알 수 없다. 그러나 응급환자를 치료해본 경험이 있는 나로서는 이 한마디가 대통령을 살리는 데 가장 중요한 역할을 하지 않았을까 추측해본다.

방정맞은 이야기이지만 만약에 이러한 상황이 우리나라에서 벌어졌다면 어떻게 되었을까. 혹시 내로라하는 대학병원 교수들이 너도나도 대통령 치료에 참여하겠다고 아수라장이 되지는 않았을까. 그렇지 않아도 모든 국민의 관심이 집중되고 언론도 난리법석을 피울 응급실에서 우리는 이런 상황을 해피엔딩으로 만들 수 있을까. 피격 당시 70세 노령이었던 레이건 대통령은 총알이 심장 바로 옆의 폐 속에 깊숙이 박힌 중상을 입었음에도 아무런 합병증 없이 완쾌되었다. 뿐만 아니라 이후 대통령직을 계속하여 가장 성공한 미국 대통령 중의 한 사람이 되었다.

2009년 여름의 일이다. 고등학교, 대학교를 같이 다닌 죽마고우에게서 연락이 왔다. 서로 근무하는 직장이 달라서 최근에는 10년 이상 연락을 못하고 지내던 터여서 대단히 반가웠다. 환자를 봐달라는 부탁이었는데 환자도 나의 고등학교 동창이었다. 갑자기 우측 손발이 마비되는 증상이 발생했는데 한두 시간 경과 후 다시 정상으로 돌아왔다고 했다. 급히 병원으로 달려가서 MRI를 찍었는데 좌측 뇌에 커다란 종양이 발견되었다. 환자는 종양 때문에 간질 발작을 일으킨 것이었다.

이튿날 오전, 환자는 부인과 함께 MRI를 들고 내 연구실로 찾아왔다. 뇌종양은 뇌수막종으로 보였는데, 고약하게도 좌뇌 중에서도 운동 영역에 자리하고 있었다. 범위도 광범위할 뿐더러 주위 뇌와의 경계 또한 명확하지 않았다. 완전 제거가 쉽지 않았고, 수술 후 우측 팔다리에 마비를 동반하는 후유증의 발생 가능성이 컸다. 비교적 담담하게 그런 이야기를 해주긴 했지만 수술 후 후유증이 남으면 어쩌나 하는 마음에 걱정이 태산이었다.

환자는 당시 외국계 기업의 중역으로 현역에서 활발히 활동하고 있었다. 심각한 내용을 이야기하면서도 서로 웃고 있는 묘한 분위기가 연출되었다. 병에 대한 이야기는 계속되었다. 의사인 나로서는 알아듣도록 설명을 잘했다고 생각하는데도 몇 번이고 같은 질문과 답변이 반복되었다. 결국 회사 일정을 조정한 다음 수술을 받기로 하고 면담을 끝냈다.

수술 날이 가까워 환자는 입원을 했다. 회진 중 빡빡 깎은 머리에 긴장한 표정의 친구를 만났다. 웃는 낮으로 대했지만, 또 뇌수막종 수술을 수없이 많이 해보았지만 나도 긴장을 느꼈다. 그다음 날 아침, 다른 환자를 수술할 때보다 서둘러 수술실에 들어갔다. 마취를 끝내고 전공의와 전임의가 수술 준비를 마친 후 나는 수술 현미경을 이용해 수술을 시작했다. 수술에 들어가 실제로 보면 MRI 영상에서보다 정상 뇌조직과 종양의 경계가 확실했으면 좋겠다고 바랐지만 실제로는 MRI가 보여주었던 대로 상황이 좋지 않았다. 종양을 다 제거하자니 뇌 손상을 피할 수 없었고 뇌 손상을 안 주자니 상당량의 종양을 남겨야 했고 정말 진퇴양난이었다. 그런 순간이 신경외과 집도의로서 가장 힘든 순간이다. 침착해야지 하면서도 쩔뚝거리는 친구 모습이 자꾸 눈앞에 떠올랐다. 설상가상으로 수술 중 출혈이 심해 수술 시야 확보에 어려움도 컸다. 6~7시간 정도의 꽤 긴 수술이었다. 내가 할 수 있는 최선을 다해 정말 제거하기 힘든 아주 적은 부위의 종양만을 남기고 수술을 마쳤다.

환자는 중환자실로 옮겨졌다. 약간의 우측 마비는 있었지만 수술 후 있을 수 있는 일시적 현상이어서 천만다행이라고 생각했다. 수술 후 이틀째 일반병실로 환자를 옮겼다. 그런데 갑작스럽게 환자의 상태가 나빠졌다. 정신이 맑지 못했고, 우측 손발을 거의 움직이지 못했다. 급히 CT를 시행하니 뇌의 상태는 나쁘지 않았는데 수술 부위에서 혈종이 관찰되었다. 급히 응급수술을 시행해 고인 피를 모두 제거했다.

의사들 사이에는 'VIP 신드롬'이라는 말이 있다. 항상 모든 환자에게 최선의 치료를 제공하려고 노력하지만 의사도 사람인 이상 잘 아는 환자나 특별한 부탁을 받은 환자는 신경이 조금 더 쓰인다. 그래서 평상시에는 전공의가 알아서 하던 일도 자신이 한 번 더 챙기고, 한 번이라도 더 병실에 들러서 담당 전공의나 간호사들에게 무언의 압박을 가하기도 한다. 이러한 교수들의 노력과 관심을 알아차리고 전공의나 간호사들도 한층 더 해당 환자에게 관심과 친절을 베푼다. 그런데 바로 이러한 행태가 문제를 야기한다. 평소 안 하던 패턴으로 치료 과정을 진행하다 보면 본의 아니게 허점이 생기게 되기도 한다. 그래서 뜻하지 않게 합병증이나 후유증이 발생한다. 이를 'VIP 신드롬'이라고 한다.

친구는 혈종제거술 후 많이 회복되었다. 재활 치료를 받고 우측의 마비는 별 문제 없을 정도로 회복되어 퇴원했다. 조금 남은 종양에 대해서는 외래에서 계속해서 관찰 중이며 지금까지 큰 변화 없이 잘 지낸다. 그 친구에게도 일반 환자에게 하듯이 했다면 혈종이 생겨 두 번 수술하는 일이 일어나지 않았을까. 무언가 잘해보려고 했는데 오히려 환자는 고생을 더 했으니 안타까운 일이다.

예로부터 사람들은 의사라는 직업을 일반적인 직업들과 다르게 보았다. 의술을 '인술仁術'이라 일컬을 정도로 환자에 대한 측은지심을 의사의 중요한 덕목으로 여겼다. 하지만 의사가 의료 행위 중 수시로 발생하는 급박한 현실 앞에서 자꾸 측은한 마음이 앞선다면 정확한 판단을 내릴 수 있을지 의문이다. 급할수록 돌아가라는 말이 있듯이 측은할수록 이성적이고 냉철한 판단력이 필요하다. 앞에서 레이건 대통령의 예를 들기도 했지만 결국 좋은 결과를 내기 위해서는 평상심에서 나오는 침착한 판단이 무엇보다 중요한 것이 아닐까.

모르는 것이 약?

모르는 것이 약이라는 옛말이 있다. 외래에서 환자를 진찰하면 이 말을 실감하게 된다. 현대인들의 건강염려증은 고가의 두부 CT나 MRI도 마다하지 않게 만든다. 최근 들어 우후죽순처럼 늘어난 건강검진센터도 여기에 한몫했다. 그냥 모르고 잘 살고 있었는데 검사 후 뇌에 작은 양성 종양이 발견되면 고민이 시작된다. 큰일 났다고 생각한 환자는 여기저기 유명하다는 대학병원을 찾아다니기 시작한다. 스스로 만들어낸 당치 않은 상상 때문에 신경외과 의사의 '괜찮다'는 말도 쉽사리 믿으려 하지 않는다. 건강검진 결과지와 MRI가 담긴 자료를 들고 이 병원 저 병원에 의료 쇼핑을 다니는 것이다.

물론 건강검진 결과, 당장 치료가 필요한 경우도 많아 건강검진의 중요성이 증명되기도 한다. 서서히 자라는 종양은 증상이 쉽게 나오지 않는 경우도 있어 조금만 늦었으면 큰일 날 뻔했다고 생각되는 상황도 있다. 이런 경우는 의사와 환자의 의견이 쉽게 일치한다. 빨리 수술적 치료를 받아야 하기 때문이다. 하지만 때때로 신경외과 의사의 입장에서도 빨리 치료하는 것이 좋을지 기다려보는 것이 좋을지 쉽게 결정을 내리기 어려울 때가 있다. 객관적인 의학적 판단 외에도 환자가 혹시 나중에 법적 문제를 제기하지 않을까 하는 점도 고려해야 한다. 단정적인 말보다는 설명을 통해 환자의 이해를 돕고 결정을 환자와 의사가 함께 하도록 유도하는 것이 좋다.

2012년이니 최근의 일이다. 외래를 찾은 중년의 여성 환자와 마주 앉았다. 외부에서 찍어온 환자의 MRI 영상을 모니터를 통해 보면서 물었다.

"어디가 불편하십니까?"

"MRI 사진을 가져와서 등록했는데 아직 안 보셨어요?"

"네, 보고 있는데요. 어떤 증상을 갖고 계시나요? 왜 MRI를 찍게 되셨지요?"

"머리가 좀 아파서요."

환자에게 몇 가지 질문을 했지만 특이한 사항은 없었다. 환자를 옆에 있는 침대에 눕게 하고 신경학적 진찰을 했지만 역시 이상 소견이 없었다. 손을 씻고 다시 환자와 마주 앉았다.

"저……, 종양이 있다고 하던데 잘 모르시겠어요?"

실력을 의심하는 눈치였다. 다소 자존심이 상했지만 여러 장의 MRI 사진을 다시 꼼꼼히 보았다.

"네, 종양이 있긴 있네요."

MRI 사진을 보니 직경 1cm가 채 되지 않는 종양이 우측 전두부에 있었다. 크기가 작아 증상을 일으킬 만한 상황은 전혀 아니었고 생긴 모양이나 위치로 보아 양성수막종이 거의 확실했다.

"이건 뇌 수막종인데요. 지금의 두통과는 큰 관련이 없을 듯합니다."

다른 대학병원에서 들었던 소견과 일치했는지 의심스러웠던 얼굴이 다소 퍼졌다.

"그래서 어떻게 하면 좋을까요?"

"제 생각에는 정기적으로 관찰을 해보면 어떨까 합니다."

"종양이 있는데 놔두라고요? 다른 병원에서는 수술하라고 하던데요."

"수술로 떼어내는 방법도 있지만 뇌수술을 해야 되고 또 양성종양이기 때문에 그냥 두어도 자라지 않아 문제없이 사는 경우도 많거든요. 하지만 정기적으로 MRI를 찍어보는 것이 좋습니다."

"정말 그렇게 해도 되겠어요?"

내 대답이 성에 안 차는 눈치였다.

"물론 두고 보다가 커지면 수술이 필요한 경우도 있어요. 결국 최종 결정은 환자 본인이 해야 합니다."

"선생님 동생이라면 어떻게 하시겠어요?"

환자의 말투가 사뭇 도전적이었다.

"허허허, 1년에 한 번씩 MRI를 찍으면서 관찰하라고 할 것 같은데요."

"알았어요. 나중에 커지면 책임지시는 거죠?"

"책임진다기보다 치료가 필요한 때가 되면 최선을 다해 도와드리지요. 혹시 중간에라도 증상이 생기면 찾아오시고요."

"증상이라면 어떤 증상이 나오는데요?"

"두통이 심해지거나 드물게는 간질 발작이 일어날 수 있습니다."

가뜩이나 걱정이 심한 터에 간질 발작 이야기를 들으니 환자는 더 심각해졌다. 간질 이야기는 할까 말까 했지만 집요하게 따지고 드니 나타날 수 있는 증상을 이야기하지 않을 수도 없었다. 의사, 환자 모두 다소

아쉬웠지만 밀려 있는 환자가 많아 그 정도에서 상담을 마무리 지었다. 충분한 시간을 갖고 차분히 설명해야 했지만 정해진 시간에 많은 환자를 소화해야 하니 어쩔 수 없었다. 그 환자가 내 말을 믿고 1년을 그냥 기다릴지 아니면 다른 병원으로 가서 똑같은 상황이 되풀이 될지는 알 수 없었다.

질병의 조기 발견이나 예방은 대단히 중요하다. 그런 점에서 정기적 건강검진은 바람직한 일이다. 하지만 어떤 경우는 전혀 걱정할 일이 아닌데 건강검진 결과 때문에 걱정을 태산같이 하기도 한다. 걱정 때문에 없던 병이 날 지경이다. 또 병원과 의사를 믿지 못해 이 병원 저 병원을 전전하느라 시간과 돈을 낭비한다.

환자들의 의료 쇼핑은 병원과 의사에 대한 불신 때문이다. 때때로 병원과 의사가 의학적으로 잘못된 치료나 과잉 치료를 환자에게 권하기도 한다. 의학적 지식이 모자라서일 수도 있고, 금전적 이유일 수도 있다. 따라서 환자들의 불신에 대한 책임은 병원과 의사에게 있다. 시간이 지날수록 의학적 윤리관이 희박해지고 기업적 경쟁만을 우선시하는 의학계 스스로의 문제가 크다. 갈수록 국민의 건강에 대한 관심은 커질 것이고 의료계는 이를 잘 수용해야 국민들의 신뢰를 회복할 수 있다. 환자의 의식 구조도 바뀌어야겠지만 무엇보다 의사의 윤리관 회복이 시급하다. 의과대학 학생 시절부터 윤리 교육을 위시한 인문 교육이 더욱 강화될 필요성이 절실하다.

손맛

　어머니는 김장을 담글 때 항상 황석어젓을 사용했다. 어렸을 때 먹은, 한겨울 마당에 묻은 김칫독에서 꺼내온 김치의 맛은 지금도 잊을 수 없다. 언제부터인지 간편한 멸치액젓이 김치 젓갈로 많이 사용된다. 멸치젓으로 담근 김치는 감칠맛은 있지만 담백하고 시원한 맛이 덜하다. 얼마 전에 고향이 개성인 분이 보내준 김치를 맛보았다. 황석어젓으로 담근 김치였다. 옛 김치 맛 덕분에 '너희 어머니 손맛이 최고'라던 돌아가신 아버지가 생각났다.

　현대인들은 이런저런 이유로 외식을 많이 한다. 외식산업 시장이 급격히 성장하면서 우리 동네만 해도 집 밖으로 몇 걸음만 나가면 음식점 천지이다. 경쟁도 심하다. 나름대로의 차별성을 갖지 못하면 살아남지 못할 것 같다. 주로 쓰는 차별화 정책은 '옛날 방식 그대로'라거나 '원조', '자연산' 혹은 '손으로 만든' 등이다. 모든 것이 기계화되고 현대화되는데 왜 음식은 옛맛을 놓지 못하는 것일까? 경험으로 대충 넣는 양념보다 정확히 저울로 재서 넣으면 맛이 더 좋을 것 같은데 왜 사람들은 손맛을 그리워할까?

　1999년, 외래 진료실로 들어선 환자가 대뜸 말했다.

"레이저로 한 방 꽝 때려주세요."

"예? 레이저라뇨?"

"아, 있잖아요. 머리를 열지 않고 밖에서 뭐 쏘는 것이 있다면서요."

"감마나이프를 말씀하시는 것 같네요."

"예 맞아요. 감마나이프."

"감마나이프는 레이저가 아니고요. 감마선이라는 일종의 방사선으로 치료하는 거예요."

"내가 뭐 알겠어요. 하여튼 그걸로 해주세요."

그 환자는 다른 병원에서 뇌종양으로 진단받은 환자였는데 우리 병원에서 감마나이프 수술이 가능하다는 정보를 듣고 찾아온 것이었다. 당시는 국내에서 감마나이프 수술을 할 수 있는 병원이 많지 않았다. 환자는 자신이 감마나이프 수술이 가능한 대상인지 아닌지 아무런 검사도 받지 않은 상태에서 무조건 '새로 나온 감마나이프를 해달라'고 하는 것이었다.

환자들은 새로운 의료기계라고 하면 무조건 좋아하는 경향이 있다. 특히 기계 이름에 최첨단, 사이버, 로봇 같은 말이 들어가면 더욱 그렇다. 일부 의사나 병원의 지나친 홍보 때문이기도 하지만 환자들은 최첨단 기계이니 효과가 좋을 거라는 생각에 비싼 의료수가에도 아랑곳하지 않는다. 하지만 비싼 기계라고 모든 병을 해결할 수 있는 것이 아니다.

여러 가지 수술방법 중 각각의 방법으로 치료하기에 적합한 각각의 병들이 있는데 이 병들을 특정 수술방법의 적응증이라고 한다. 따라서 적응증이 된다면 정밀한 기계로 치료하는 편이 환자에게 부담이 적을 수 있으니 유리하다. 문제는 그렇지 않은 경우이다. 적응증이 되지 않는데도 일단 최신 기계가 자신을 낫게 할 수 있다고 믿기 시작한 환자는 설명을 해줘도 생각이 바뀌지 않는다. 의사가 자신의 요구를 들어주지 않으면 이 병원 저 병원으로 옮겨 다니며 의료 쇼핑을 한다. 환자를 뺏길까 염려하여 일부 의사들은 환자의 요구에 따라가는 경우도 있는데 잘못하면 돌이킬 수 없는 결과를 초래한다. 치료에 필요한 기계가 없으면 아무리 의사의 기술이 뛰어나도 치료가 불가능하다. 하지만 치료는 기계가 하는 것이 아니고 사람이 머리와 손을 이용해서 한다. 기계는 어디까지나 보조 수단일 뿐이다.

의사와 환자와의 관계는 무엇보다도 인간적인 신뢰가 중요하다. 처음 만나는 사람들끼리 신뢰를 쌓으려면 눈을 맞춰야 한다. 과거에는 의사와 환자가 눈을 맞추며 이야기하고, 만지고 두드리고 직접 청진기로 들으며 환자를 진찰했다. 환자는 의사에게 많은 것을 묻지 않고도 신뢰하면서 몸을 맡겼다. 의사의 눈빛과 손끝에서 인간다움을 느꼈기 때문이리라. 의학이 전문적인 분야인 탓도 있었지만 설사, 결과가 만족스럽지 못해도 수긍했다. 그러나 요즈음은 그렇지 않다. 조금이라도 의사나 병원의 방식이 마음에 들지 않으면 시민단체에 호소하거나 관청에 민원을 낸다. 의사와 환자 간에 인간적 신뢰가 형성되지 않는다.

과거와 달리 의사와 환자 간에 인간적 관계가 형성되지 않는 이유는 눈을 맞추지 않기 때문이라고 생각한다. 환자는 컴퓨터 모니터의 뒷면을 보면서 증상을 호소하고 의사는 모니터를 보면서 환자를 진찰한다. 환자의 몸을 만지는 대신 각종 검사 결과와 최첨단 영상자료를 본다. 진단이 내려지고 그다음은 잘 짜인 행정 절차에 따라 설명 간호사가 친절하게 안

내한다. 수술을 받기 위해 입원해도 모든 과정은 일사분란하게 진행된다. 환자는 최신 진단기구로 검사를 받고, 바라던 최첨단, 사이버, 로봇 기계로 수술을 받게 되었다. 바라던 바를 이뤘지만 인간적인 대접을 받았다고는 느끼지 못한다. 오히려 사람 냄새가 그리워진다.

병원 구내식당에서 점심을 먹으면서 어느 선배 교수가 농담처럼 말했다.

"환자들은 참 이상해요. 기계가 좋다는 병원만 찾아다녀요. 좋은 의사가 있는 병원을 가야 되는 거 아닌가요? 아니, 사람 손으로 치료하는 게 좋지 왜 기계가 치료하는 게 좋다고 생각하는지 모르겠어요. 음식도 손맛이 최고인데 말이죠. 허허."

첨단 기계들이 등장하면서 과거에는 불가능했던 치료가 많은 부분 가능해졌다. 덕분에 여러 환자들이 혜택을 보았고 또 생명을 건졌다. 이런 기술적인 부분은 앞으로도 끊임없이 발전되어야 한다. 하지만 의료는 기계와 기술만으로는 이루어지지 않는다. 인간적인 부분이 필요하다. 사람의 손맛이 가미되어야 진정한 의료가 완성될 수 있다. 분명 병원은 이윤만을 추구하는 일반 기업과는 달라야 한다. 이 문제를 풀어야 할 일차적인 책임은 의사와 병원에 있다. 하지만 소비자인 환자도 의료는 기계적인 메커니즘만으로 이루어지는 것이 아니라는 점을 인식해야 한다. 손맛이 유명한 식당을 인정해주는 것처럼 인간미가 흐르는 병원과 의사에 대한 환자들의 보다 깊은 신뢰가 필요하다.

.

브레

뇌로 마음을 보다

人

1판 1쇄 펴낸날 2013년 2월 5일
2쇄 펴낸날 2013년 3월 20일

지은이 ｜ 김동규
펴낸이 ｜ 김시연

펴낸곳 ｜ (주)일조각
등록 ｜ 1953년 9월 3일 제300-1953-1호(구 : 제1-298호)
주소 ｜ 110-062 서울시 종로구 신문로 2가 1-335
전화 ｜ 734-3545 / 733-8811(편집부)
733-5430 / 733-5431(영업부)
팩스 ｜ 735-9994(편집부) / 738-5857(영업부)
이메일 ｜ ilchokak@hanmail.net
홈페이지 ｜ www.ilchokak.co.kr

ISBN 978-89-337-0644-2 03510
값 18,000원

* 지은이와 협의하여 인지를 생략합니다.

* 이 도서의 국립중앙도서관 출판시도서목록(CIP)은
e-CIP 홈페이지(http://www.nl.go.kr/ecip)와
국가자료공동목록시스템(http://www.nl.go.kr/kolisnet)에서
이용하실 수 있습니다.
(CIP제어번호 : CIPIP2013000367)